NOUVELLE
ENCYCLOPÉDIE
DE MÉDECINE
ET
DE CHIRURGIE.

NOUVELLE
ENCYCLOPÉDIE
DE MÉDECINE
ET
DE CHIRURGIE,

Ouvrage renfermant de nouvelles décou-
vertes dans la Médecine, la Chirurgie, et
les branches accessoires à ces deux Sciences, telles que la Physique, l'Histoire
naturelle, la Chimie, la Pharmacie, avec
diverses observations sur l'Art de guérir.

PAR UNE SOCIÉTÉ DE MÉDECINS.

Vita brevis, ars longa.

HIP. APH.

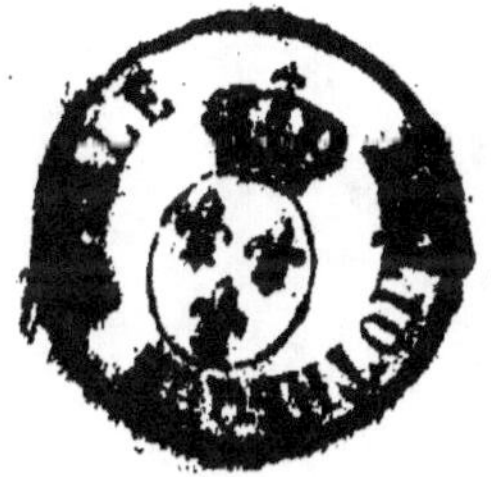

TOME CINQUIÈME.

A PARIS,

Chez ALLUT, Libraire, rue de l'Ecole de Médecine,
n°. 6, vis-à-vis S.-Côme.

1812

AVERTISSEMENT.

La Société invite les concurrens à faire
peser leurs recherches sur la structure des
membranes du tube intestinal. Quels sont
les fluides qu'elles exudent ? Quelles sont
leurs fonctions et leur conversion morbifique ?

INTRODUCTION.

Pour répondre à la question proposée par la société, je diviserai mon Mémoire en partie descriptive et en partie pratique ; chacune d'elles sera sous-divisée en sections.

La première contiendra un aperçu général de la structure de la langue, de la membrane muqueuse de la bouche et du canal alimentaire, du mucus qu'elle exude dans l'état sain ; quelle est sa nature et ses fonctions.

Dans la seconde, je traiterai de la conversion morbifique de ces fluides, de leur impression sur la bouche, la langue, les dents et les lèvres dans diverses maladies ; quel est l'état de ces parties, soit dans celles qui sont aiguës ou chroniques.

Quelles sont les indications qu'elles offrent pour le diagnostic, le pronostic et la thérapeutique médicale.

On ne peut se dissimuler que la tâche ne soit très-difficile à remplir ; néanmoins, comme il est fort utile de faire faire des progrès à l'art de guérir, je présente mes vues sur le problême à résoudre, persuadé qu'une fois sur la voie, les médecins s'occuperont à perfectionner cette branche de la séméiotique, qui me paraît maintenant aussi imparfaite qu'elle pourrait être avantageuse.

Convaincu qu'il est très-important de raisonner pratique d'après la connaissance des faits, l'on sent très-bien que cette partie de l'ouvrage sera fort éloignée d'être complète, quelle que soit l'étendue des remarques que l'occasion offre au praticien ; sa vie, quelquefois longue et toujours laborieuse, ne lui suffit pas pour désigner avec certitude tous les phénomènes que présente l'état de la langue, de la bouche et des dents, dans le grand nombre de maladies auxquelles l'espèce humaine est sujette.

Un autre inconvénient se présente encore à lui, pour remplir fructueusement ce à quoi il s'oblige; les médecins anciens et modernes ne lui donnent que des renseignemens très-brefs sur l'état de ses parties dans les maladies dont ils ont fait d'ailleurs d'assez amples descriptions. Depuis le père de la médecine jusqu'à Pinel, on s'est contenté, dans les observations, d'annoncer que la langue était chargée, rouge, blanche ou jaune, humide ou sèche, quelquefois même et le plus ordinairement, il n'en n'est fait aucune mention, ce qui rend les recherches presqu'inutiles, et nécessite absolument un travail neuf pour cet objet.

Quoiqu'il soit certain que parmi les signes d'exploration que le médecin doit mettre en œuvre, il retire de très-grands avantages de l'inspection de la bouche, pour reconnaître l'état de la santé de celui de maladie; il s'y livre avec tant de négligence, qu'on pourrait le croire fort indifférent, malgré que, dans une infinité de cas, la langue seule indique mieux les phéno-mènes morbifiques existans et à survenir, que la plupart des autres parties de l'éco-nomie animale ; d'ailleurs, quand il ne fau-drait joindre que ceux qui s'observent cons-tamment et d'une manière uniforme , ce serait déjà une acquisition de plus pour le diagnostic ; et tout ce qui est le résultat de faits invariables ne doit pas être omis ni négligé par celui qui veut exercer la méde-cine avec avantage. C'est ainsi qu'Hippocrate nous a tracé la marche à suivre dans son Livre premier et troisième des maladies po-pulaires ; là, il n'établit point d'hypothèse ; il ne transmet pas d'opinions ; il désigne seulement ce qu'il aperçoit : fidèle histo-rien de la nature et de la vérité, ses juge-mens se confirment depuis des milliers de siècles, tandis que les systêmes qui n'ont pas pour appui les phénomènes de l'éco-nomie animale , et les fruits de l'observation, disparaissent aussitôt qu'ils sont enfantés.

L'art de guérir ne peut atteindre à la perfection que par le résultat d'un grand nombre de faits tirés d'une succession de phénomènes invariables; et là où les faits manquent, il ne reste plus que présomption, confusion, incertitude et embarras.

C'est avec satisfaction que les médecins voient les sociétés savantes revenir à la voie désignée par les anciens. Il convient de ne plus s'occuper de substituer des dissertations explicatives à d'autres explications. Le ministre de la santé doit toujours avoir présent à l'esprit que ce sont les observateurs qui ont perfectionné le diagnostic, tandis que les théoriciens ont bien plus obscurci l'art qu'ils ne l'ont éclairé.

Ne serions-nous pas plus savans à prédire l'issue d'une maladie, et à en assigner le caractère, si l'on eût fait autant de recherches sur les signes extérieurs qu'elle

présente, qu'on en a fait sur le pouls?
Il est vrai que les travaux de Solano, de
Nihell et de Fouquet n'ont pas été d'une
grande utilité au commun des médecins;
néanmoins la connaissance du pouls dicrote
qu'ils ont assez bien enseignée, a été une
acquisition de plus dans le domaine des
sciences. Ici l'objet est plus facile à saisir,
et ne comporte en aucune manière des descriptions hors de lui, ou purement hypo-
thétiques : on remarque que, dans le moindre trouble des fonctions vitales et animales, la langue change en couleur et en
dimension; la colère la blanchit et la gonfle;
le contentement de l'ame, la jeunesse et la
santé la rendent rouge, humide et vermeille; la faiblesse et les longues maladies
la font devenir mince et décolorée; la soif
lui imprime des rides et la rend raide et
gersée; les infiltrations qui ont duré long-
tems diminuent son ton musculaire et lui
font perdre l'appétence des alimens, en la
privant d'en savourer le goût.

Ces phénomènes vrais et constans s'observent également chez tous les individus et dans tous les pays. L'organe, qui les présente, joue donc un très-grand rôle dans l'organisation animale, s'il donne, comme on n'en peut douter, des indices certains des passions, de la santé et des maladies.

Comment se peut-il faire qu'un organe, qu'on examine dès l'invasion d'une maladie, et même dans une simple indisposition, n'ait pas fourni aux médecins plus de renseignemens? Quoi! le soigneux et savant Zimermann ne consacre pas une page à cette partie dans son Traité de l'expérience ; lui qui s'est occupé des urines, des sueurs, de l'habitude du corps, des peines de l'esprit, n'a-t-il rien vu de particulier dans l'état de la bouche chez ses divers malades? Il convenait cependant bien de ne pas faire cette omission, principalement quand on traite des symptômes des maladies dans le sens le plus étendu.

Baglivi recommande, il est vrai, d'exa-

miner soigneusement la langue dans le
cours des maladies; mais c'est pour en
tirer des inductions pratiques, très-con-
formes à celles que l'on a continué long-
tems, et comme pour s'assurer du tems
opportun de placer des purgatifs, ne s'oc-
cupant, ainsi que ceux qui l'ont précédé et
suivi, que d'une indication, sans faire aucune
mention du diagnostic qu'on pourrait tirer
de ses différens états. Cette lacune dans la
symptomatologie médicale, est pourtant
moins inconcevable qu'on ne la présume-
rait d'abord; pour qu'elle soit remplie, il faut
du tems, des soins et de la sagacité, et on
n'a pas de modèle à suivre. Hippocrate s'est
contenté de tracer en grand maître les phénomènes principaux, et a peu fait attention
aux épigénomènes: depuis lui, l'étude de
la médecine ayant changé plusieurs fois de
direction, on a peu fait de progrès dans la
méthode d'observer, principalement quand
le malade n'a plus été le livre du médecin.

C'est en considérant simplement ce que

la langue présente de particulier dans les affections morbifiques que nous énumérerons tous les phénomènes qu'elle offre pour la classification et la thérapeutique médicale; ce serait s'engager dans une théorie aussi déplacée que peu convenable à l'esprit de la question que d'énumérer toutes ses propriétés, comme celles du goût et de la faculté de l'expression, dont elle est le principal instrument; ces choses ont été fort bien décrites, ce qui nous dispense de disserter plus au long sur cette matière.

PARTIE DESCRIPTIVE.

SECTION PREMIÈRE.

De la structure de la langue.

L A manière dont les anatomistes donnent
la description des objets, n'est propre qu'à
en faire saisir géométriquement la figure ;
tout comporte chez eux un même mode
mécanique et circonscrit ; si la nature ne
s'assujettit pas toujours aux lois de l'amphi-
théâtre, le scalpel est là pour rectifier les
erreurs, afin que ce que l'on a déjà vu se
rencontre encore, quand bien même elle
aurait fait des omissions. Ceci étant vrai,
nous tâcherons de ne pas mériter ce re-
proche, en ne rapportant que ce qu'il est
essentiel de connaître, et ce qu'on aperçoit d'abord à une simple exploration.

La langue est un organe musculo-membraneux, situé dans la cavité de la bouche ; elle y occupe en devant et inférieurement les rebords alvéolaires ; et en se continuant en arrière, elle devient plus large et plus épaisse. On la distingue en base, en pointe, en face supérieure, qu'on nomme le *dessus*, en face inférieure, qu'on appelle *dessous*, et en portions latérales ou bords.

La base en est la partie postérieure et la plus épaisse ; la pointe en est la partie antérieure et la plus mince ; la face supérieure est une convexité plate, divisée par une ligne enfoncée superficiellement, appelée *ligne médiane de la langue* (1) ; les bords du côté qui répondent à la membrane muqueuse des parois de la bouche sont plus minces que les autres parties, et un peu

______

(1) Bichat, anat. descript. page 595, tome II, qui a vu deux sillons obliques et peu profonds, qui, en se réunissant, forment, de chaque côté de la ligne moyenne linguale, un V, dont l'écartement serait en devant.

arrondis, de même que la pointe ; la face inférieure ne peut se mesurer que depuis la moitié de la longueur de la langue jusqu'à sa pointe.

La langue est étroitement attachée par sa base à l'os hyoïde, par-devant le long de sa face inférieure par un petit ligament très-fin membraneux appelé le *frin* ; enfin elle est attachée à la mâchoire inférieure et à d'autres parties contiguës par un grand nombre de muscles.

La membrane qui recouvre la langue est une continuation de celle qu'on nomme *membrane muqueuse de la bouche* ; on la trouve parsemée presque tout le long de sa face supérieure, d'éminences très-perceptibles, nommées par divers anatomistes *mamelons nerveux*, et récemment *saillies parallèles* : elles sont toujours plus faciles à apercevoir en arrière, quoiqu'il soit constant qu'elles existent aussi en devant, où elles disparaissent presque tout-à-fait ; soit par l'âge ou par l'effet d'une organisation animale moins prononcée.

Ces mamelons ont long-tems été considérés comme étant l'extrémité des nerfs qui se distribuent à cette partie ; mais quand on a eu examiné plus soigneusement ceux qui se remarquent à la base de la langue, on est convenu qu'ils avaient une texture plus conforme à celle des glandes, qu'à des plexus nerveux ; leur volume plus considérable en a mieux assigné la nature, et leur multiplicité dans la partie de la langue, qui jouit de moins de sensibilité, a prouvé sans retour que c'était des glandes salivaires. Les mamelons qui occupent la pointe de la langue, ainsi que ceux de la partie supérieure et antérieure, sont beaucoup plus petits en général que ceux de sa partie inférieure et postérieure, ce qui en a fait distinguer de plusieurs ordres ; ils sont convexes et criblés de plusieurs trous ; ils semblent aussi être d'une autre nature ; on les regarde avec vraisemblance comme des

bouppes nerveuses destinées à être les organes du goût, parce qu'il n'y a volontiers
que cette partie de la langue qui jouisse
éminemment de cette propriété.

Il y a encore une infinité d'autres mamelons qui paraissent être d'un ordre inférieur;
ils sont parsemés çà et là parmi les autres
mamelons; semblables à de petits cônes
très-pointus, on ne les aperçoit point vers
la surface latérale inférieure de la langue.

Tous ces mamelons sont affermis par
deux membranes; la première, qui est
très-fine, tapisse la bouche en entier; après
l'avoir enlevée, on trouve une espèce d'enveloppe beaucoup plus serrée, et qui embrasse toute la langue; elle est fort difficile
à arracher (1); on ne peut bien y parvenir
qu'en faisant cuire la langue, ou en la laissant macérer long-tems; alors on y aperçoit

---

(1) Dans le bœuf elle s'enlève assez facilement
pourvu que la langue soit bien cuite. *Note de
l'auteur.*

une infinité de trous de différentes formes et grandeurs, correspondans aux protubérances des saillies mamelonaires restées sur le corps de l'organe : sous cette membrane réside une masse en quelque sorte fongueuse, et qui est le produit des racines des mamelons, des nerfs et d'une substance purement musculaire. La langue offre encore sur sa face supérieure du côté de sa base une ouverture plus ou moins profonde, et qui est presque toujours perceptible ; sa surface interne est toute parsemée de petites glandes semblables à des boutons miliaires, on appelle cette ouverture le *trou borgne de la langue* ; ce nom ne lui convient point, puisqu'il n'est qu'une espèce de scissure, et que d'autre part étant enveloppé de glandes , il ne paraît être que leur orifice extérieur, qui est lui-même l'effet de la rencontre des conduits extérieurs des glandes qui sont situées plus profondément dans l'épaisseur de l'organe.

La langue est d'une texture particulière ;

elle n'a rien de commun ni pour la figure
ni pour les propriétés avec aucune autre
partie de l'économie animale; sa mobilité
et sa souplesse sont extrêmes, sa sensibilité
exquise; une espèce d'instinct lui donne
une juste appréciation des saveurs, une agi-
lité de locomotion que la nature n'accorde
même pas aux parties qu'elle a le plus fa-
vorisé. Sa souplesse dans ses mouvemens,
la manière dont elle embrasse les alimens à
leur entrée dans la bouche, cette pression
qu'elle exerce sur eux pour en extraire le
suc, l'extrême facilité avec laquelle elle
les pousse sous les dents, les retire ensuite
et les charrie jusque dans l'œsophage, ce
mouvement d'attraction qu'elle exerce pour
l'expulsion des crachats, etc.; tous ces phénomènes, exécutés avec la plus parfaite pré-
cision, ne peuvent dépendre que d'une organisation extrêmement parfaite. Ce ne sera
donc point en raison de la multiplicité de
ses muscles qu'on pourra donner une ex-
plication satisfaisante de toutes ses propriétés,

priétés, à moins que de vouloir toujours méconnaître l'influence de cette espèce d'antéléchie, qui fait que chaoun des organes destinés aux fonctions les plus importantes de la vitalité ne peut se bien connaître mécaniquement, puisqu'il y a toujours un principe d'action que nous ne pouvons distinguer que par ses effets.

La langue est composée d'une infinité de fibres charnues disposées en tout sens ; les anatomistes n'en ont fait qu'un seul muscle qu'ils appellent le *lingual :* ces fibres ont des directions divergentes, mais elles sont toujours renfermées dans une même capsule ; il y en a de transversales, de longitudinales, de verticales, d'obliques, de droites et d'angulaires ; elles peuvent être considérées comme de la viande fraîche hachée, dont on aurait rempli avec force une bourse de peau étroite.

Tous les autres muscles ne sont véritablement que pour assujettir la langue et faciliter son jeu dans ses diverses positions ;

les hyoglosses et styloglosses répandent sur
elle de nombreux épanouissemens, tandis que d'autres se jetant à sa partie latérale, viennent l'accompagner pour en former la moyenne supérieure.

Quelles que soient les précautions que l'on mette encore en œuvre pour reconnaître la structure de ce merveilleux organe, on ne peut parvenir à le dévoiler tout-à-fait; la cuisson, la macération, le dépouillement du tissu graisseux et de son corps réticulaire, les injections de Ruisch, l'inspection attentive de Bellini, de Bichat, tout cela n'a servi qu'à nous donner des indices sur la nature des mamelons lenticulaires, sur le nombre des houppes nerveuses, et sur ce que la matière céracée passe par les points artériels dans les injections.

La langue est en outre parsemée de vaisseaux sanguins, qui sont les artères et les veines; les premiers lui sont fournis par la carotide externe; et les veines vont se dégorger dans les jugulaires externes; elles

sont situées les unes à côté des autres,
vers la pointe de la langue, proche le frein
où elles sont prééminentes. On les appelle
veines et artères sublinguales - ranines ;
ses nerfs, qui proviennent de la cinquième
et de la neuvième paire, sont très-considé-
rables ; la langue les reçoit de chaque côté ;
ils se distribuent dans son corps et ses membranes, où ils donnent plusieurs épanouissemens, surtout vers sa face antérieure et
moyenne ; une mince portion de la huitième
paire se rencontre aussi sur chacune de ses
faces latérales.

Il résulte de cet aperçu, que la langue est
composée d'abord d'un épiderme très-fin,
qui est le plus extérieur d'une membrane
fortement adhérente à son corps charnu,
et qui est dessous, d'une infinité de petites
glandes presque par-tout, de plexus nerveux, d'artères, de veines et de nerfs, de
beaucoup de substances charnues, soit in-
trinsèques ou extrinsèques ; que tous les
muscles qui y correspondent, répandent

sur son corps et sa base beaucoup d'épa-
nouissement musculaire, et qu'il est difficile
de ne pas regarder la langue comme une
agglomération appartenant à presque toutes
les parties que nous venons d'énumérer,
pour en faire un organe, *in uno contextu.*

SECTION II.

[*De la membrane muqueuse du canal alimentaire.*

CHACUNE des parties membraneuses,
qui se rencontrent dans les cavités digestives, ont une organisation presque commune ; il n'y a de différence qu'en ce que
quelques - unes sont dépourvues d'un épiderme d'une texture particulière qu'on observe à la langue, les lèvres et la bouche ;
ce qui prouve que les parties de la membrane muqueuse ont plus de similitude avec
le tissu cutané qu'avec les surfaces séreuses.
La couleur des membranes qui reçoivent

l'impression de l'air extérieur, est aussi très-distincte de celles qui, situées plus profondément, n'en éprouvent aucun effet. Quoique dissemblables en apparence, elles offrent sensiblement une organisation uniforme, qui ne diffère qu'en couleur, *strictum et laxum.*

La membrane muqueuse du canal alimentaire est aussi celle de la bouche, des lèvres, de la langue, des joues et du voile du palais : nous l'examinerons d'abord jusqu'aux parties qui terminent la bouche postérieurement.

Cette membrane commence au rebord interne de la lèvre inférieure où elle est contiguë avec la peau : après avoir donné à cette partie la couleur rouge qu'on lui remarque, elle est, dès cet endroit, recouverte d'un épiderme adhérent, très-fin, fort sensible et susceptible de dessèchement ; en revenant intérieurement, elle se colle sur cette même lèvre, et elle se continue sur le coprs de la mâchoire inférieuré, où elle forme un petit replis membraneux qui est le filet de la langue, qu'on rencontre au dedans de la bouche, en devant de sa pointe, et toujours vis-à-vis de la symphise maxillaire; ensuite elle se continue sur le corps de l'os, et affecte d'en suivre la direction; là, elle le tapisse le long des rebords alvéolaires, envoie des prolongemens qui s'insinuent entre les dents qu'elle sert à affermir. Elle jouit d'un peu plus de densité sur ces parties, où des filets presque tendineux se rencontrent aux rebords alvéolaires : après que la membrane muqueuse a recouvert les rebords de l'os maxillaire inférieur, elle se prolonge sur la face postérieure de cet os; elle y forme un nouveau replis qui recouvre l'attache des muscles du menton; ce qui donne une double texture au frein de la langue, qui semble être le tendon de la membrane muqueuse de la bouche, sa ligne médiane et son point d'appui fixe au corps de l'os. De là, cette membrane s'étend à l'autre partie de la bouche, comme nous l'avons vu, et elle tapisse de même les rebords alvéolaires; sur ses côtés, elle vient recouvrir deux saillies plus ou moins apparentes, qui sont formées par les glandes sublinguales: après elle se déploie sur la partie antérieure de la surface inférieure de la langue, pour remonter et s'étendre sur ses bords jusqu'à sa base, où elle se continue, en formant divers replis avec celle de l'épiglotte. La membrane muqueuse de la bouche pourrait se prendre *in globo*, depuis la face semi-interne labiale jusqu'à l'épiglotte; mais alors on ne donnerait pas d'idée des replis qu'elle forme, ni de ses différentes circonvolutions; d'ailleurs elle est très-différente d'elle-même, tant relativement à sa couleur qu'à sa sensibilité, soit à la voûte palatine, à la base de la langue, aux rebords alvéolaires et à la commissure des lèvres: outre cela, cette membrane se continuant avec le canal alimentaire, la membrane pituitaire, la laryngienne et la pharyngienne, il convient de donner une juste idée de ces points de continuité avec ces parties, et des différences essentielles qu'ils offrent à une exploration attentive. Nous avons donné l'aperçu de son trajet dans la bouche inférieure ; voici maintenant celui qu'elle suit dans sa partie supérieure.

La nature est toujours simple et uniforme dans ses produits ; elle continue la membrane muqueuse du palais, comme elle a fait pour la base maxillaire. En la reprenant de même au bord libre de la lèvre supérieure, c'est la même texture organique ; elle forme un frein semblable à celui de la langue ; il est, comme lui, solide, adhérent, et le produit du reploiement de la membrane muqueuse qui, en se continuant, se perd insensiblement sur la lèvre supérieure ; de là elle se répand sur l'os maxillaire supérieur, de même qu'elle a fait sur les parties inférieures, pour continuer ensuite sa direction vers la voûte palatine, dont elle remplit le trou antérieur et les postérieurs ; après elle vient rejoindre le bord libre du voile du palais , et elle se continue avec la membrane pituitaire.

Cette membrane, prise au coin des lèvres et laissée à la pharyngienne , offre cette direction. De devant en arrière elle est moins étendue , plus fine et plus sensible : dans la partie qui tapisse les joues en entier , elle semble s'enfoncer vers leur milieu dans le conduit de Stenon ; là, elle est extrêmement abreuvée et d'une couleur moins rouge ; quand elle se replie vers les branches des os maxillaires , et qu'elle vient former les piliers du voile du palais , elle est plus molle, très-rouge , souple et toujours fort humide. Après que la membrane muqueuse de la bouche s'est étendue jusqu'au pharynx , elle devient commune aux appareils digestifs et respiratoires ; sa continuité n'offre d'autre différence que celle d'une couleur moins rouge , comme celle qui est propre aux membranes qui s'enfoncent dans les parties chaudes, muqueuses et profondes : c'est le seul mode qui serve à différencier la continuité de ces membranes muqueuses, qui, véritablement très-semblables à la peau, pour la direction, tapissent les conduits qui exudent une mucosité, sans faire aucun point de solution de continuité, comme celle-ci recouvre toutes les parties du corps par une application continue et exacte, malgré leur éloignement et leur différence de forme.

La membrane muqueuse recouvre toute la partie interne du pharynx, et va ensuite, en se continuant en haut, rejoindre la pituitaire vers les ouvertures nasales postérieures; en se réfléchissant elle se contourne vers les piliers du voile du palais, où elle est contiguë avec celle de la bouche; ensuite elle se porte vers le larynx, pour se continuer dans la trachée-artère par l'ouverture de la glotte.

Quand elle a subi ces diverses circonvolutions, elle s'avance dans l'œsophage, et continue de cette sorte à tapisser le conduit alimentaire.

Nous suivrons cette membrane depuis l'extrémité supérieure jusqu'à l'orifice cardiaque, pour la continuer de là jusqu'à l'extrémité du tube intestinal.

SECTION III.

De la membrane muqueuse de l'œsophage.

LA membrane muqueuse de l'œsophage n'est autre chose que le prolongement de celle de la bouche ; mais comme la peau du scrotum est différente de celle qui l'avoisine, de même cette membrane ne ressemble pas complètement aux parties avec lesquelles elle correspond supérieurement et inférieurement. Elle est d'un beau rouge dans la bouche, plus pâle dans l'œsophage, pour reprendre ensuite une couleur plus vermeille dans le ventricule ; rigide et serrée sur les os maxillaires et au palais, elle devient ténue, muqueuse, souple et blanchâtre dans le conduit œsophagien ; tout décèle que cette membrane, sans changer évidemment de texture, appartient néanmoins à un autre organe.

L'intérieur de l'œsophage est tapissé entièrement par cette membrane, elle y est adhérente à la couche musculaire ; celle-ci lui imprime, par l'action de ses fibres, diverses réflexions qui y font paraître des replis assez sensibles dans les mouvemens de totalité de l'œsophage ; mais ils disparaissent à la mort. Cette tunique muqueuse commence à la partie supérieure du conduit de l'œsophage, et elle se continue jusqu'à l'orifice cardiaque ; elle est moins épaisse que celle de la bouche, plus pâle ; elle est aussi moins sillonnée que celle du ventricule, abreuvée d'une humeur particulière, plus rare que celle qu'on rencontre dans la bouche et l'estomac.

La membrane muqueuse, après avoir tapissé l'œsophage entier, pénètre dans le ventricule par l'orifice cardiaque ; elle y est similaire pour la texture, quoique plus épaisse, mais dissemblable par la couleur. Des stries rouges la traversent en tout sens ; elles sont plus visibles que dans aucune partie de la membrane muqueuse : un épiderme villeux la recouvre dans toute son étendue ; il est doux au toucher, d'une couleur pâle, abreuvé d'une humeur muco-gommeuse abondante, adhérente à toute sa surface. Ces villosités sont la surface première de la tunique muqueuse.

Comme il est facile d'en juger, il y a peu de différence entre la membrane muqueuse œsophagienne et celle du ventricule ; elle en est d'ailleurs une véritable continuation ; les villosités nombreuses qu'on y aperçoit sont néanmoins plus particulières au tube intestinal qu'à l'œsophage ; ses changemens de couleur, en terminant ce conduit pour entrer dans l'estomac, sont les seuls phénomènes particuliers qu'elle offre.

Après avoir tapissé tout l'intérieur de l'estomac, la membrane muqueuse vient former la valvule phylorique ; là elle se replie sur elle-même entre la substance musculaire et une espèce de bourlet formé de parties fibreuses, pour se continuer ensuite dans le duodénum.

Quand elle est parvenue dans ce second ventricule, elle offre, comme celle de l'estomac, une couleur rougeâtre et une consistance assez considérable, vu le volume de l'organe ; mais ce qu'elle présente de singulier relativement à ses autres parties, c'est un amas sensible de replis circulaires, ou affectant le plus ordinairement cette forme, qui sont très-près les uns des autres, et nullement dus, comme à l'œsophage et l'estomac, à l'action de contraction qu'exercent les fibres musculaires sur la membrane muqueuse de ces parties. Ces replis dépendent d'une constitution primordiale, et sont destinés par la nature à des fins particulières : on les appelle *valvules conniventes* ; et elles sont, dit-on, destinées à arrêter la vélocité du trajet des alimens, pour qu'ils y subissent une coction expressive plus complète.

La membrane muqueuse se rencontre également, ainsi que les valvules conniventes dans toute l'étendue du duodénum ; elles en suivent les diverses courbures. C'est dans cette partie que commence l'absorption chyleuse, où elle y est déjà très-considérable.

La membrane muqueuse se continue du duodénum à l'intestin grêle où elle présente les mêmes phénomènes, la rougeur, la consistance, l'amplitude et une grande quantité de replis qui flottent dans l'intérieur de l'intestin en forme de franges ; un enduit muqueux, produit par de petits points glanduleux, et dû en partie à l'absorption, se rencontre dans les deux tiers supérieurs de son trajet.

Il n'y a à observer dans les autres parties intestinales que parcoure et tapisse la membrane muqueuse, rien de bien remarquable depuis l'intestin grêle jusqu'au rectum ; seulement dans les portions d'intestin destinées à l'expulsion, et qui ne jouissent pas d'une grande propriété d'absorption, cette mem-

brane se rapproche davantage de la texture
de l'œsophage que des intestins abondans en
valvules conniventes; il n'y a que l'intestin
rectum qui soit bien enduit du mucus qu'on
rencontre ailleurs moins abondamment; mais
il paraît avoir une consistance et des effets
particuliers; nous en ferons mention, en
traitant du mucus de la membrane interne du
tube intestinal.

SECTION IV.

Des fluides de la membrane muqueuse du canal alimentaire.

Nous avons vu la membrane muqueuse
commencer aux faces semi - internes la-
biales, et se continuer jusqu'au rebord inférieur du rectum, en tapissant exactement
ce trajet. Le mucus qu'elle exude dans son
cours est très-différent selon les fonctions
des parties qu'il occupe. La bouche est abreuvée par un fluide inodore, albumineux, insipide

sipide et savonneux ; l'œsophage d'une substance plus épaisse muco-gommeuse, l'estomac par une salive décomposée, claire et légérement saline, tout le tube intestinal par un enduit glaireux, susceptible de se convertir promptement en savon par le frottement. C'est particulièrement la membrane muqueuse de la bouche qui est inondée d'un fluide dont les propriétés sont très-importantes ; il lui est fourni par une grande quantité de glandes, et versé sur elle par des conduits connus sous le nom de ceux qui, les premiers, les ont découvert, *Stenon*, *Varton* et *Rivin*.

La salive est ce fluide ; il est un de ceux de l'économie animale qui est le moins connu. Ce n'est pas que les physiologistes soient embarrassés pour assigner ce qui le constitue ; ils disent tous qu'il est composé de quatre parties d'eau et d'une partie d'albumine, dans lequel sont dissous des phosphates de soude de chaux et d'ammoniac, ainsi qu'une petite quantité de muriate de

soude, sans faire mention de son principe
d'animalisation.

Une vérité très-importante, et qu'on semble toutefois méconnaître, c'est que les substances animales ne sont point susceptibles
d'être bien connues par l'analyse chimique.
Aussitôt qu'elles ne sont plus adhérentes aux
corps vivans, elles cessent d'être ce qu'elles
étaient; elles n'offrent alors que leurs propriétés de goût, de couleur, d'odeur et de
pesanteur; et quand on les soumet à l'action
de la chaleur, elles perdent leurs qualités
propres pour en prendre d'étrangères; et
c'est sur ces dernières que portent les résultats, ce qui rend bien complétement
raison de la différence des produits chimi-
ques obtenus.

La salive d'un homme bien portant offre
une liqueur savonneuse très-dissolvante,
principalement quand elle sort sans effort et
en petite quantité; il n'en est pas de même
si vous exercez un mouvement de succion
attractif pour vous en procurer une plus

grande abondance : celle-ci est alors très-limpide, peu savonneuse et d'un goût fade ; il en résulte donc que, du même individu et dans le même moment, vous obtenez un fluide bien différent, quant à sa consistance et à ses propriétés.

Il nous paraît clair qu'on ne peut retirer aucun avantage dans la pratique médicale, d'une théorie fondée sur la connaissance que donne le *caput mortuum* des substances animales soumises au creuset des chimistes. Ce qu'on a écrit sur la doctrine des soufres, des acides et des alkalins, prouve incontestablement combien il est dangereux de se conduire en médecine par des abstractions et des subtilités ; il vaut mieux plutôt avouer de bonne foi que c'est simplement par les phénomènes et le rôle que jouent certaines humeurs, que le physicien doit les considérer. Sous ce point de vue, la salive mérite à tous égards de fixer l'attention : c'est lo principal agent de la digestion. Loin de penser qu'elle cesse son action quand elle a imprégné les alimens, je prouverai qu'elle en est le dissolvant par excellence, et que c'est elle seule qui les accompagne fort avant dans le tube intestinal, les convertit en vraies substances assimilatrices du chyle et du sang.

Son effet sur la digestion existe en quelque sorte, avant que les alimens soient introduits dans la bouche; elle témoigne le désir et le besoin par un afflux plus abondant à l'aspect de ceux qui lui conviennent : aussitôt qu'ils y sont introduits, elle les abreuve, les pénètre pour en faciliter le broiement ; elle accompagne le bol alimentaire dans l'estomac, pour achever la conversion qu'elle seule a commencé dans la bouche. Ce fluide précieux excite l'appétit, détermine la faim et la soif, en raison de son abondance ou de sa rareté ; la déglutition des solides ne peut s'opérer sans lui, et les besoins de l'estomac, abstraction faite du désir des alimens, ne peuvent être satisfaits sans son assistance, comme ils ne sont cupérés que par son influence. Sa quantité est considéra-

ble dans l'état sain, et sa déperdition extrême;
néanmoins elle est toujours fournie si abondamment pour la digestion, qu'elle en donne
à peu près trois ou quatre onces dans chaque repas ordinaire. Dans l'enfance sa surabondance est encore plus sensible, puisqu'elle
se perd par la bouche en une proportion qui
égale volontiers celle des urines.

Une humeur secrétée par un grand nombre de glandes, qui reçoivent toutes beaucoup de nerfs, doit avoir un principe d'animalisation capable d'opérer un grand résultat dans les phénomènes de la vitalité. Sa
mobilité, ses qualités dissolvantes, son abondance, ses affections, tout semble désigner
un esprit nerveux particulier, destiné par
la nature à des fonctions majeures.

En vain voudrait-on considérer la salive
comme seulement propre à abreuver la membrane muqueuse de la bouche, ses effets dé-
mentiraient sur-le-champ une pareille as-
sertion; elle s'affecte sympathiquement; elle
agit comme substance indépendante de la

volonté ; elle prive les organes de sensibilité
et de leur qualité de perception , quant au
goût ; et elle transmet ses affections délé-
tères , lorsqu'elle a acquis quelque vice par
la colère ou par l'hydrophobie. Les phénomènes nombreux qu'elle offre n'ont pas été
tous aperçus ; regardée comme un récrément
excrémentiel , on n'a pas voulu reconnaître
son influence sur la digestion et dans quelques
affections morbifiques , malgré qu'elle opère
presque seule la première œuvre , et qu'elle
soit l'unique voie de communication de la
rage des animaux aux hommes , et de ceux-
ci entre eux.

Les médecins qui ont eu lieu de donner
leurs soins aux hydrophobes, ont observé
qu'il fallait l'intromission de la salive des
animaux dans les plaies , pour que le malade éprouve les accès de cette affection :
néanmoins ils ont eu quelquefois l'occasion
de remarquer que les hommes avaient des
symptômes nerveux qui ne semblaient pas
tenir de la rage, quoiqu'ils fussent dérivans

de cette maladie ; il faut donc conclure de là
que la salive une fois imprégnée du virus
hydrophobique agit sur le système nerveux ,
dont elle est une émanation importante ; ce
qui rend compte de ces spasmes violens, de
l'ataxie qui leur succède , et de la perte invo-
lontaire de la semence qui survient dans ce
cas-ci.

Les succès obtenus par les mercuriaux et
les antispasmodiques se conçoivent très-bien
d'après cette présomption. En chargeant les
glandes salivaires d'une substance propre à
augmenter leur secrétion, il en résulte absolument une conversion et le renouvellement de
cette liqueur, ce qui donne lieu à l'expulsion
de la matière morbifique , pourvu que le système nerveux supporte facilement l'impression d'un remède qui agit d'une façon si défavorable aux nerfs , que les antispasmodiques puissent corriger l'irrégularité de leurs
mouvemens.

En considérant la salive comme un produit nerveux, nous avons rapporté quelques-

uns de ses plus importans effets ; il nous reste à observer qu'un accès de colère rend une morsure plus dangereuse, par son intromission, quand même la lacération serait peu considérable, ce qui prouve incontestablement l'effet des passions sur elle ; de même elle cesse d'abreuver la bouche quand on joue avec passion, ou que l'ame est affectée de quelque crainte.

SECTION V.

LA tunique muqueuse se continue de la bouche à l'orifice cardiaque avec la même disposition organique que nous lui avons reconnue dans cette partie ; elle diffère seulement en ce qu'elle est moins épaisse que la première, plus pâle et beaucoup moins abreuvée. Le mucus qu'elle exude n'offre à l'inspection qu'un enduit fluide et gommeux, sans odeur, et ayant un goût insipide ; cependant le frottement y développe la substance savonneuse, mais avec plus de

consistance que dans la salive ; ce qui démontre que les principes constituans ne sont
pas les mêmes, et qu'ils ont bien plus de
similitude avec le mucus intestinal qu'avec
celui des glandes salivaires.

Il paraît que cette mucosité n'a pas de
très-grandes propriétés, et qu'elle n'est là
que pour abreuver ce conduit musculeux,
afin que la membrane muqueuse, étant lubrifiée par elle, les alimens parcourent plus
facilement son trajet.

Les divers fluides, rejetés par l'expectoration, sont différens quant au goût et à la
consistance ; ceux que fournissent la membrane pituitaire et la laryngienne ne sont pas
de même nature que ceux de l'œsophage ;
les uns clairs et limpides, quand il y a maladie fluxionnaire, présentent une liqueur
corrosive, susceptible de changer leur état
pathologique ; l'autre au contraire s'épaissit
et sort en grumeaux ronds, en paraissant
n'avoir perdu que sa fluidité.

En examinant, après la mort, la membrane

muqueuse de l'œsophage, on la voit trans-
suder une assez grande quantité de glaires;
celles-ci étant un produit morbifique, elles
paraissent peu propres à donner une juste
idée du mucus dans l'état sain, puisqu'alors,
on n'aperçoit qu'une espèce d'inondation
d'une humeur qui n'a plus sa constitution
propre, et qui, moins épaisse, paraît similaire aux fluides des membranes séreuses.

SECTION VI.

Du mucus de l'estomac.

AYANT indiqué les légères différences
qu'on observe à la membrane muqueuse du
canal alimentaire dans sa contiguité, nous
n'avons maintenant qu'a rendre compte des
qualités diverses du mucus qui l'abreuve;
il est d'une si grande conformité dans la bouche et dans le ventricule, qu'il semble que
ce n'est qu'une même humeur, et que la nature toujours avare de produits superflus,

en ne donnant qu'une seule extension à la membrane muqueuse des intestins, ne leur fournit aussi qu'un fluide unique.

L'estomac est sans glandes dans la plus grande partie de son étendue ; celles qu'on rencontre près la valvule pylorique ne méritent pas ce nom ; elles sont rares et extrêmement petites ; il n'est pas présumable qu'elles secrétent aucune humeur ; cependant l'intérieur de l'estomac est constamment abreuvé. D'où lui vient ce mucus ? Est-ce un produit de l'exaltation des rameaux artériels qui circulent dans son tissu celluleux, et qui se verse dans sa capacité ? Est-ce une soustraction du fluide péritonien qui passe au travers de ses membranes ? ou bien un fluide d'une nature particulière inhérent au ventricule ? Voilà ce que nous avons à examiner.

Toutes les expériences faites sur le fluide qu'on trouve dans l'estomac, prouvent qu'il a beaucoup de similitude et d'analogie avec la salive : nous savons qu'à chaque repas il s'introduit une grande quantité de celle-ci avec les alimens poussés dans l'estomac; d'où il s'ensuit que, après avoir imprégné la pâte bolaire, elle s'incorpore à elle et l'accompagne dans la cavité digestive où elle reste stagnante pour opérer une conversion plus complète.

En prêtant une attention réfléchie aux qualités dissolvantes et fermentissibles de la salive, on verra qu'on n'a pas besoin d'autres agens pour opérer la digestion. Si elle détermine la fermentation des substances farineuses; si elle dissout le mercure et le rend miscible aux corps graisseux; si elle porte une impression rongeante sur les métaux, on n'a plus à chercher un agent digestif plus puissant, qu'il serait d'ailleurs impossible de trouver dans aucune autre des humeurs animales.

La bouche doit être regardée comme le premier organe de la digestion, et l'estomac comme une poche propre à recevoir les substances imprégnées par la salive : son organisation le prouve; la langue, qui juge des saveurs, les dents qui broyent, les fluides de la membrane muqueuse qui abreuvent les alimens, tout ce mécanisme n'est-il pas destiné à cette fin, et bien plus connu que ceux qu'on a voulu lui substituer?

Le fluide qu'on rencontre dans le ventricule, ne témoigne point, comme la salive, le désir des alimens; il n'est pas aussi convenablement situé pour le choix; ses propriétés sont déjà moindres qu'à sa naissance. S'il est vrai, comme l'expérience le démontre, que ce qu'on cupère digère avec facilité, n'en peut-on pas conclure que non-seulement la salive désigne les mets qui lui plaisent, mais encore que, les ayant choisi, elle exerce mieux sur eux ses facultés digestives?

Nous connaissons la naissance et la marche de ce fluide; les glandes salivaires ne sont nombreuses, sensibles et bien organisées que parce qu'elles sont très-nécessaires. Où serait donc leur propriété d'attribution, si on leur ravissait la faculté de perfectionner, retenir, animaliser le fluide le plus important, pour la conversion des alimens en chimus ?

L'appareil digestif est beaucoup moins compliqué que les physiologistes ne le présument. La nature ne connaît point ces modes de trituration, de fermentation, de putréfaction et de macération ; jamais ses opérations ne furent si compliquées. Dans les animaux comme dans l'homme, elle dispose les organes pour telle fin, et elle remplit son but avec très-peu d'agens.

C'est ainsi qu'au lieu de multiplier les fluides digestifs, elle n'en a créé qu'un qui est la salive. Placé à la partie supérieure de l'appareil de la digestion, il commence l'œuvre aussitôt qu'on lui en fournit les moyens, n'abandonne point les substances digestives, les pénètre dans tous les sens, et séjourne avec elles dans le ventricule jusqu'à ce qu'elles soient métamorphosées convenablement.

La quantité approximative que nous avons

assignée à la secrétion de la salive pendant chaque repas, et que nous croyons certaine, vient à l'appui de notre sentiment. Si cette humeur ne jouissait que d'une propriété lubrifiante, il n'y aurait aucune nécessité à ce qu'elle fût aussi abondamment fournie, et qu'elle passât l'isthme du gosier, puisque l'œsophage est lui-même enduit d'un mucus assez copieux pour remplir convenablement cette fin : or, elle a donc un usage autant déterminé que constant, qui ne peut pas être circonscrit à l'accompagnement seul du bol alimentaire dans l'estomac.

Si l'observation prouve qu'une mastication imparfaite rend les digestions laborieuses, on sera pleinement convaincu que cela est dû à ce que les alimens ne sont pas suffisamment imprégnés par la salive; donc on conviendra facilement de sa première impression sur eux; et en observant qu'elle ne se sépare pas de la masse bollaire, il faudrait lui ôter ses qualités reconnues pour nier avec avantage la continuité de ses effets.

La salive fournit plusieurs exemples de sa propriété digestive dans la bouche même. Le pain, mâché long-tems et retiré ensuite de cette cavité, présente une substance qui, par son homogénéité, peut être comparée au chyme, et qui en diffère si peu, qu'il semble qu'il ne lui fallait qu'un peu plus de tems pour en acquérir toutes les qualités.

Les animaux voraces semblent pressentir la propriété dissolvante de la salive; ils lèchent les substances dures avant la mastication, les rendent plus molles par son secours. Le serpent, qui avale par moitié des corps bien plus gros que lui, les retient longtems soumis au principe dissolvant; une partie se trouve suffisamment ramollie, tandis que l'autre offre souvent une putréfaction commençante; ce qui a été pénétré par la salive est suffisamment digéré pour devenir principe d'animalisation assimilatrice. Ces substances

substances présentent alors ce double phénomène, que ce qui a été arrosé par la salive ne se corrompt pas et se dissout en pâte
par sa seule influence.

Tous les animaux à long cou, qui sont
granivores, sont dépourvus de salive : privés
de ce fluide si important pour les herbivores
et pour les carnivores, la nature y supplée
par un estomac musculeux très-fort, qu'on
appelle *le gésier*; il remplace et les organes
de la mastication et la salive : son mode
digestif est purement mécanique, sans l'in-
tervention d'un fluide gastrique, puisqu'au
contraire sa face intérieure est cartilagineuse, abreuvée à l'instar de ces parties.

L'estomac des polyphages est abreuvé d'un
fluide auquel on a donné le nom de *gastrique*; il inonde la membrane muqueuse du
ventricule; on lui accorde toutes les propriétés digestives et une origine qui peut lui
être contestée aussi avantageusement que
ses attributs.

C'est en considérant le grand nombre

d'artères, de veines que la nature envoie à cet organe, qu'on en a conclu que cette disposition n'était pas relative à sa structure seule et à sa vitalité ; mais que cet amas vasculaire était destiné à la sécrétion d'un fluide important : sans pouvoir assigner le point où s'opère cette séparation du fluide gastrique de l'extrémité des tubes artériels, on n'en n'a pas moins tiré cette conséquence, qu'il suffisait de remarquer cette disposition organique de l'estomac, pour présumer que ces fluides ne sont point uniquement destinés à la nutrition de sa substance, mais bien plutôt à fournir les matériaux d'une secrétion quelconque.

Ainsi de simples présomptions ont fourni aux physiologistes une secrétion de plus dans l'organisation animale, et ils l'ont fondée sur une des causes qui ne produit rien de semblable dans aucune autre partie : le cœur, le diaphragme sont aussi pourvus d'un grand nombre d'artères, et les fluides qu'on y rencontre ont-ils obtenu aucune attribubution ? Ne les a-t-on pas toujours regardé comme l'effet de cette chaleur douce exhalante, qui dans l'état de vie s'observe constamment dans les organes situés profondément, et jouissant d'une propriété circulatoire, respiratoire, secrétoire ou digestive ?

L'estomac peut bien être aidé par une transsudation douce du péritoine, de l'épiploon et des autres parties molles qui l'entourent dans ses fonctions ; mais cette rosée interne ne pénètre pas sa tunique musculaire ; par conséquent elle n'est pas la source du fluide qui nous occupe.

Les crispés glanduleux sont peu nombreux dans le ventricule, et examinés à la loupe, ils ne présentent point une organisation conforme aux glandes conglomérées ; ils sont plutôt abreuvés d'un fluide qu'ils n'en fournissent. L'origine du fluide qu'on trouve dans l'estomac est très-facile à reconnaître ; il faut simplement l'observer sans prévention, et respecter moins une erreur qui a pour elle quelques siècles d'antiquité, qu'une vérité nouvelle.

La salive est formée par un appareil organique très-compliqué ; elle jouit de toutes les propriétés qu'on attribue au fluide qu'on rencontre dans le ventricule : celui-ci, examiné soigneusement, présente tous les caractères de celles-là ; ils ont donc similitude de naissance et de fonctions.

Après la mastication, il y a déjà semi-digestion d'opérée, et les alimens se trouvent imbibés d'une si grande quantité de salive, qu'en rejetant le bol alimentaire et en le pressant fortement dans un linge, on se procure une dose convenable d'un fluide semblable à celui qu'on rencontre dans l'estomac ; il en a la limpidité et la couleur ; il lui manque simplement, à un certain degré, les qualités savonneuses de la salive. Cette humeur a donc déjà subi une très-légère métamorphose, en s'incorporant aux alimens : sa partie savonneuse se lie dès la bouche au bol alimentaire ; et la différence qu'on observe entre le suc gastrique et elle, ne vient que de cette soustraction d'une de ses parties constituantes.

Plus les alimens avancent dans le tube intestinal, plus la partie savonneuse de la salive, qui les tenait agglomérés, s'en sépare; de là il en résulte une espèce de dépôt dans les parties propres à les recevoir : l'estomac, en raison de la capacité de sa valvule inférieure et de sa position transverse, est plus apte qu'aucun autre organe à recevoir le produit de cette séparation, ce qui fait qu'on y rencontre constamment cette salive dégénérée.

L'observation suivante peut fournir quelques lumières sur la digestion stomacale ; elle a pour objet une femme des salles de clinique du professeur Corvisart, où elle est morte le 9 nivôse an 10, après six mois de séjour. Richerand en rend compte dans ses Elémens de Physiologie, en ces termes :

Une ouverture fistuleuse ovalaire, longue

de dix-huit lignes, et large de plus d'un pouce, située au bas de la poitrine, à la partie supérieure et gauche de la région épigastrique, permettait de voir l'intérieur de l'estomac, qui, vide d'alimens, paraissait rouge-vermeil, enduit de mucosités, hérissé de rides ou de replis élevés de cinq à six lignes, et de distinguer les ondulations vermiculaires qui agitaient ces replis, et toutes les parties de l'organe accessibles à la vue. La malade, âgée alors de quarante-sept ans, portait cette fistule depuis sa trente-huitième année. Dix-huit ans auparavant elle était tombée sur le seuil d'une porte ; le coup avait porté sur l'épigastre, l'endroit frappé resta douloureux, et la malade dès-lors ne put se tenir et marcher que courbée en avant et sur le côté gauche : à la fin de ce long intervalle, une tumeur phlegmoneuse oblongue se manifesta sur le point lésé : au milieu des nausées et des vomissemens qui survinrent, cette tumeur s'abscéda ; et par la plaie qui résulta de sa rupture, s'échappèrent deux pintes d'eau liquide que la malade venait de boire pour se procurer quelque soulagement. Depuis lors la fistule, qui d'abord eût à peine admis le bout du petit doigt, s'élargit chaque jour; elle donnait seulement issue aux boissons; mais au huitième mois, les alimens eux-mêmes commencèrent à passer, et continuèrent ainsi jusqu'à sa mort. A son entrée dans l'hospice, elle mangeait autant que trois femmes du même âge, rendait par jour une pinte d'urine, et n'allait à la selle qu'une fois tous les trois jours. Les matières fécales étaient jaunâtres, sèches, arrondies, et pesaient plus d'une livre. Le pouls était à la fois faible et d'une lenteur extrême, puisqu'on ne comptait guères plus de quarante-cinq à quarante-six pulsations par minute. Trois ou quatre heures après le repas, un besoin irrésistible la forçait d'enlever la charpie et les compresses dont elle couvrait sa fistule, et de donner issue aux alimens que l'estomac pouvait contenir. Ils sortaient promptement, et l'on voyait en même tems des gaz s'échapper avec bruit, et en plus ou moins grande quantité. Les alimens rendus de cette manière exhalaient une odeur fade, n'avaient rien d'acide ni d'alkalin ; car la pâte chimeuse et grisâtre en laquelle ils étaient réduits, étendue d'une certaine quantité d'eau distillée, n'altérait point les couleurs bleues végétales : il s'en fallait de beaucoup que la digestion des substances alimentaires fût toujours complète ; quelquefois cependant on n'y reconnaissait pas l'odeur du vin, et la totalité du pain formait une matière visqueuse, molle, épaisse, assez semblable à de la fibrine nouvellement précipitée de l'acide acéteux, et nageait dans un liquide filant de la couleur du bouillon ordinaire.

Il résulte des expériences faites à l'Ecole de Médecine de Paris, sur ces alimens à demi digérés, et sur ces mêmes alimens avant leur entrée dans l'estomac, que les changemens qu'ils y éprouvent durant leur séjour, se réduisent à l'augmentation de la gélatine, à la formation d'une matière qui a l'apparence de la fibrine, sans en avoir toutes les propriétés. Ce n'est qu'après avoir vidé son estomac qu'elle lavait ensuite, en y faisant passer une pinte d'infusion de camomille, que la malade pouvait se livrer au sommeil. Le matin on voyait dans l'estomac vide une petite quantité de liquide filant et mousseux, analogue à la salive ; il ne rougissait, ni ne verdissait les couleurs bleues végétales, n'était point homogène, mais présentait des parties plus consistantes mêlées à la partie liquide, et même des flocons albumineux entièrement opaques. Les expériences faites sur ce liquide, qu'on peut regarder comme du suc gastrique, l'ont montré fort analogue à la salive, etc.

Cette observation démontre clairement que le fluide gastrique ne mérite ce nom que parce qu'il se rencontre dans l'estomac, et qu'il n'est autre chose que de la salive.

L'estomac n'est que le premier des intestins, ou bien le grand vase de l'appareil digestif ; la salive, qui a une origine et une marche connue, réside dans sa capacité pour continuer la coction digestive, qui est aidée par la texture même des parties et par cette influence vitale qu'on attribue au système nerveux.

SECTION VII.

Du mucus de la membrane interne du tube intestinal.

L'ESPÈCE de sédiment salivaire, que nous croyions le même qui a été désigné par Van-helmont, sous le nom de *levain digestif*, se rencontre vers l'orifice pylorique, et abreuve la membrane muqueuse de cette partie plus abondamment qu'aucune autre de l'estomac ; sa position et sa fluidité permet-tent qu'il s'introduise avec les alimens dans le duodénum, toujours en lubrifiant la mem-brane interne du duodénum, n'exude aucun mucus qui lui soit particulier ; celui qu'on y remarque, n'est que le produit de l'expansion exubérante, venant de l'estomac, et qui parcourt tout l'intestin, comme la salive fait pour le conduit supérieur; même mode de la nature pour procéder aux digestions, même simplicité dans ses moyens.

La configuration du duodénum et sa position hors du péritoine, son ampleur et sa fixité, tout démontre son usage, qui est de retenir les alimens, pour qu'ils soient imprégnés par les fluides qu'il renferme. La portion de la sève animale, que lui fournit le ventricule, le rend propre à convertir le chimus imparfait qu'il contient, en une substance plus homogène, et les replis de la membrane muqueuse qui y forment les valvules conniventes, contribuent à l'extraction d'un chyle assez parfait pour être pompé dès cet organe par les vaisseaux absorbans.

Le duodénum devient une pièce essentielle de l'appareil digestif, par une propriété secrétoire qu'il possède éminemment; il sépare les parties chyleuses d'avec les excrémentielles, et est, en raison de cette fonction, un estomac ségrégant aussi utile que celui avec lequel il est contigu. Ici la digestion reçoit de nouveaux secours, soit pour donner à la pâte alimentaire des qualités particulières, soit pour contribuer à une dissolution plus parfaite de sa masse; la bile est transvasée du canal hépatique dans le duodénum : un autre liquide vient aussi abreuver la membrane interne pour agir sur les alimens, et leur donner une propriété assimilatrice qu'ils ne possédaient pas avant cette mixtion.

Le pancréas, semblable en tout aux grosses glandes salivaires, s'unit au conduit biliaire, avant que celui-ci parvienne au duodénum, après s'être glissé obliquement entre les tuniques de cet intestin; il verse un fluide qui, lorsqu'il s'est mêlé à la bile, pénètre la masse chimeuse, la fluidifie et l'animalise; sa quantité est très-considérable, et ses qualités savonneuses et dissolvantes fort apparentes; toutefois ce suc pancréatico - biliaire ne peut pas être approximé exactement sur la membrane muqueuse du duodénum en raison de l'espèce de levain salivaire qui y a découlé de l'estomac dans sa capacité, et de la double mixtion de la bile et du suc pancréatique qu'on y rencontre.

Il paraît que l'appareil digestif supérieur, c'est-à-dire, celui qui peut être pris depuis la bouche jusqu'au pylore, possède une assez grande quantité du principe dissolvant jusqu'à ces parties, pour remplir convenablement ses fonctions, mais que la nature ayant besoin d'un auxiliaire puissant qui renouvelle la secrétion salivaire, elle a placé, vers le ventre moyen, une glande propre à remplir cette fin, de sorte que la digestion s'opère et se continue toujours au moyen de cet agent. Nul doute que cette glande salivaire abdominale n'ait les mêmes fonctions que celles dont elle a la structure; ce que nous avons dit des salivaires en général, peut lui être aussi convenablement appliqué en particulier, principalement en considérant la conformité de texture et de secrétion, l'effet primitif de la salive dans la bouche sur la pâte alimentaire, son effet dissolvant dans l'estomac et la similitude de propriété et d'action du suc pancréatique dans le duodénum.

Le pancréas est aussi utile que les parotides, et sa secrétion a les mêmes résultats; c'est une continuité nécessaire d'action, un moyen d'imprégner de nouveau les fluides nourriciers, et de les convertir en chyle, quand l'état morbifique des salivaires supérieurs ne permet pas d'user des solides; enfin c'est de lui que découle la salive abdominale qui arrose la membrane muqueuse des autres intestins, et qui opère, dans leur intérieur, le même effet qu'elle produit, en venant des glandes du col et des bucales.

Les membranes muqueuses des autres intestins sont abreuvés de cette double mixtion depuis la partie moyenne du duodénum jusqu'au rectum. Ce mélange de la bile avec le suc salivaire lui imprime une qualité stimulante que n'a point la salive seule; sa couleur en est aussi un peu changée, son goût n'est plus le même, il est amer et très-savonneux, et paraît avoir le double emploi de servir à lubrifier ces parties, et de contribuer à l'expulsion des matières stercoraires.

Le rectum est de tous les intestins celui qui est le plus abondamment abreuvé; sa membrane muqueuse offre constamment une humeur consistante extrêmement savonneuse, n'ayant aucune odeur, onctueuse, blanche et glaireuse. Dans beaucoup d'individus elle précède quelquefois la sortie des excrémens, et tombe comme une glaire d'œuf: chez d'autres elle embrasse les matières cylindriques qui s'évacuent avec peine; elle y laisse des filamens muqueux endurcis, qui en embrassent le contour; dans les flux de ventre excessifs, elle sort souvent seule, sans odeur et sans couleur, avec des efforts incroyables.

PARTIE PRATIQUE.

SECTION PREMIÈRE.

De la conversion morbifique des fluides de la membrane muqueuse du tube intestinal.

LA salive est le premier et le princpal fluide qui abreuve les voies digestives ; son importance pour le maintien des fonctions et pour l'intégrité des digestions, sont des choses autant démontrées par leurs effets que sensibles à une simple exploration des phénomènes de la vitalité : ses affections moins connues doivent néanmoins être très-multipliées, puisque toute espèce de mouvement fébrile agit sur elle ainsi que les

spasmes

spasmes et le trouble de l'ame ; il est à remarquer que, soit que les maladies soient
lymphatiques , inflammatoires ou organiques, il en résulte un état pathologique plus
ou moins sensible de ce fluide, principalement lorsque chacune d'elles est accompagnée d'oscillation des vaisseaux, de
frissons, de chaleur et de mixtion de la
lymphe avec lui ; ce qui dénote combien il
est soumis à un grand nombre de causes.

Les maladies de la salive se distinguent
très-facilement en deux ordres ; le premier
est hydiopatique et se rapporte aux affections des fluides ; le second est symptôma-
tique , et agit sur elles , soit en augmentant
sa secrétion , en la diminuant ou en lui
imprimant des qualités morbifiques. Le
premier comprend les concrétions calcaires
formées par son épaisissement, son acrimonie excessive occasionnée par la faim et
la soif, son goût fade et sa limpidité par vice
de ses principes constituans. Le second
renferme un plus grand nombre de phé-

nomènes qui se rapportent en général, à quatre chefs principaux ; savoir : la salivation laiteuse, celle des maladies éruptives, de la colliquation et du scorbut ; de là dérivent les diverses qualités qu'on lui remarque, qui sont sa corruption, son goût âcre, fétide, amer, salé, sucré et quelquefois acide.

La salive forme des petites pierres, qui se logent pour l'ordinaire à la base de la langue, principalement sur ses faces latérales ; ces accidens sont rares à la vérité ; mais ils n'en servent pas moins à répandre un grand jour sur les parties qui forment ce fluide, et démontrent qu'il entre, dans sa composition, une certaine quantité de phosphate de chaux, ce qui lui donne quelque similitude avec la lymphe, qui dépose un semblable phosphate aux articulations des sujets qui ont éprouvé de fréquens et violens accès de goutte. Cette maladie de la salive est la suite naturelle de son défaut de limpidité ; et celui-ci dérive vraisemblablement d'un degré trop considérable de chaleur et de frottement, qui, en fouettant continuellement ce fluide, mêlent son principe savonneux à l'aqueux et au phosphate, le rendent gellatineux et le disposent par sa stase et la même continuité de cause à devenir calcaire.

Son acrimonie hydiopatique est déterminée par le besoin qu'elle éprouve de se mixtionner aux alimens; la secrétion fréquente, qui a lieu chaque fois que la nature veut récupérer des forces, fait que les glandes salivaires se vident du premier fluide qu'elles contenaient; celui qui survient ensuite n'est pas aussi savonneux que le premier; et en raison de cela il jouit d'une propriété beaucoup plus irritante.

Le goût fade de la salive et sa limpidité annoncent son imperfection. Souvent sans aucune lésion apparente des fonctions, la salive inonde la bouche de toutes parts, on en rejette alors une grande quantité, sans qu'il en résulte aucun inconvénient, les alimens se prennent sans plaisir ; et ce fluide, ressemblant à de l'eau claire, paraît manquer de choses nécessaires à sa confection parfaite.

Ces vices sont en propre à la salive et constituent ses maladies principales. L'excrétion laiteuse qui se fait par les glandes salivaires est d'une autre espèce ; c'est un mode particulier de crise que la nature emploie pour son allégement ; toutes les fois qu'elle choisit ces émonctoires et que la salivation laiteuse est abondante, la guérison ne tarde pas à s'opérer, ce que l'expérience m'a confirmé plusieurs fois. Lorsque les salivaires secrètent une matière morbifique, la salive ne perd rien de ses qualités sensibles ; le sérum laiteux, qui d'abord sort avec elle bien mélangé, s'en sépare avec facilité ; il suffit, pour s'en rendre compte, de laisser reposer la matière évacuée dans un vase convenable rempli aux deux tiers d'eau, pendant douze ou quinze heures, alors on voit approximativement combien il y a de salive, qui a une couleur plus claire, et qui tombe au fond du vase, tandis que le sérum laiteux se trouve à la superficie et est d'un jaune obscur. Ce phénomène met au jour une vérité très-importante dans la pratique médicale, savoir; que, malgré le peu d'analogie de la salive avec l'acrimonie laiteuse et les fonctions d'attribut des organes, la nature ne se range à aucun ordre établi par l'art, et choisit elle-même des voies extraordinaires pour en venir à ses fins.

Les maladies éruptives, telles que la fièvre scarlatine, la rougeole, la petite-vérole con-fluente, les fièvres exanthématiques, offrent cela de particulier, qu'elles affectent fré-quemment les glandes salivaires dès la pre-mière période; la salive est épaisse, forte-ment écumeuse, âcre et corrosive : après cela, quand la desquamation est prête à s'opérer, il y a fréquemment un afflux con-sidérable de ce fluide vers la membrane mu-queuse de la bouche; et c'est le signe avant-coureur de la récupération de la santé. Il

n'en est pas ainsi dans la colliquation ; la
salive sort avec abondance et n'est pas savonneuse ; c'est un fluide phlegmatique, inodore et insipide, qui est le résultat d'une
lymphe peu liée, dépourvue des parties grais-
seuses et chylifères. Dans le scorbut la salive
n'est viciée que parce que tous les autres
fluides le sont ; c'est à tort qu'on a avancé
que, dans cette affection, la salive acquérait
une très-mauvaise odeur ; c'est l'exulcération de la membrane muqueuse qui la
répand, le sang demeure stagnant aux gencives, les corrode ; et comme il est dans une
très-grande dissolution septique, les ulcères,
qu'il y occasionne, sont cause de cette puan-
teur insupportable qu'on y ressent. La corruption de la salive est plus ordinairement la suite
de l'intromission des substances antimoniales
dans les fluides : la propriété qu'ont ces
espèces de médicamens d'agir sur le système
glanduleux en général, et d'y exciter de la
fermentation, de l'inflammation et une chaleur âcre, fait que la salive chargée de cet

acide coule abondamment ; elle se métamorphose en un sérum très-actif, qui jouit de la faculté de faire naître des ulcères sur la membrane muqueuse de la bouche, de la gorge et de la langue. La diversité de ses goûts est une preuve des maladies des fluides ou des solides : nous avons remarqué que toutes impressions portées sur l'équilibre vital réagissent toujours sur la salive ; ce qui nous fait admettre qu'elle éprouve une certaine conversion plus ou moins longue et sensible dans les maladies organiques même : tantôt elle est fade et douceâtre, d'autre fois acide ou sucrée, épaisse ou limpide, se répandant sur la langue en mucus épais, qui varie en couleur, en consistance, en abondance ou en rareté, suivant la nature des maladies.

Boerhave a connu combien l'altération de la salive était fréquente et funeste ; il regarde une première impression morbifique portée sur elle, comme capable de corrompre les autres fluides du corps humain.

Baglivi attribue les affections contagieuses
à l'impression de leurs miasmes sur la salive
et l'infection générale des fluides, comme
l'effet de son impression sur eux.

SECTION II.

Des maladies du fluide de l'œsophage.

Quoique la salive découle de l'arrière-
bouche dans l'œsophage , la membrane
muqueuse de cet organe est cependant
abreuvée d'un fluide particulier, qui a plus
de similitude avec ceux du système muqueux
en général, que d'analogie avec elle.

Aucune des affections morbifiques du
mucus œsophagien ne peut être considérée
comme hydiopatique ; il faudrait pour cet
effet avoir des faits qui nous manquent et
en même tems méconnaître la structure du
revêtissement uniforme des membranes du
tube intestinal dont celle-ci fait partie.

Toutes les inflammations de la partie interne de l'œsophage réagissent sur le mucus qui l'abreuve ; elles sont la suite ou des maladies qui surviennent en raison des phlegmasies des membranes voisines, ou d'une inflammation locale déterminée par des substances âcres ou corrosives qui agissent médiatement sur elle.

Le spasme de l'œsophage peut, dans quelque cas, être la suite d'une impression sur la membrane muqueuse, par l'acrimonie du fluide qui l'abreuve : d'autre fois cette même membrane s'enflamme dans l'intérieur du conduit et procure une maladie circonscrite, qui reconnaît plus fréquemment pour cause l'effet de l'impression des boissons froides, prises le corps étant fort échauffé. Il y a aussi des maladies qui dérivent du défaut d'abreuvement de cette membrane ; elles ont lieu quand l'œsophage a été irrité par une substance âcre quelconque ; alors le fluide muqueux découle par toutes les voies, et la siccité qui suit naturellement la secrétion trop considérable de cette humeur, met la

membrane à nu, fait qu'elle éprouve une
sensation désagréable au passage des alimens
des boissons froides, acides ou spiritueuses.
Dans les fièvres adéno-méningées avec délire, il arrive assez souvent un tel dessèchement de l'œsophage et une si grande perte
de sensibilité de sa membrane muqueuse,
qu'il n'y a aucun mouvement pour servir à
la déglutition; alors les fluides tombent dans
le ventricule plutôt qu'ils n'y sont conduits,
la membrane est tendue, inflexible, recouverte d'un enduit qui prend diverses teintes,
soit qu'il les reçoive des médicamens ou des
exhalaisons chaudes de l'estomac, sans
qu'on puisse attribuer ces nuances à la conversion morbifique de ce fluide.

L'exulcération de la membrane muqueuse
de l'œsophage n'est pas une maladie fréquente; je n'ai rien observé qui puisse m'é-
clairer sur sa nature et sur son diagnostique;
néanmoins il me paraît qu'elle peut avoir
lieu sur ce point comme ailleurs, soit en
raison d'une intumescence locale, ou

par suite d'une acrimonie du fluide qu'elle exude.

SECTION III.

Des maladies des fluides de l'estomac.

Nous avons considéré la salive comme le principal mobile de la digestion, en reconnaissant qu'elle abreuve toutes les membranes muqueuses de l'appareil digestif supérieur, et que les fluides gissant dans le ventricule ne sont autres qu'elle même ; ce qui nous détermine à traiter des maladies qu'elle procure à l'estomac par les diverses impressions qu'elle porte sur sa membrane interne, de ses qualités particulières pour la conversion des alimens, de son abondance et de sa rareté, de sa fluidité et de sa consistance, et des effets que peuvent produire ses différens états sur l'intégrité des fonctions de l'individu sain ou malade.

Chaque fois que la salive reste dans le ventricule plus long-tems que ne l'exige l'état de santé, elle perd quelques-uns des principes qui sont nécessaires à sa confection parfaite; elle devient plus fluide et très-âcre, un sentiment d'une chaleur brûlante se fait sentir au cardia et se propage souvent jusqu'à la partie supérieure de l'œsophage; les malades se plaignent d'une douleur fort incommode au creux de l'estomac, ils éprouvent des aigreurs et rejettent un fluide limpide, aigre; les alimens qu'ils prennent se digèrent très-lentement et avec beaucoup de difficulté; les *ructus* sont fort fréquens et sortent avec peine; l'estomac, quoique dans son état de vacuité, paroît avoir une forme sphérique, il est sensible au toucher des tégumens qui le recouvrent, et il ne souffre aucune pression; il y a perte de l'appétit, sentiment de pesanteur dans cette région avec anxiété, accompagné de rapport fréquent du goût des alimens mal digérés. Cette maladie paraît être la suite d'un développement acéteux de la salive sur la membrane muqueuse de l'estomac; elle existe souvent sans inflammation ; elle n'occasionne pas la constipation, comme dans les affections bydiopatiques du ventricule. Les absorbans, tels que la magnésie calcinée, la craie et autres substances de cette nature suffisent pour la guérir, principalement quand on joint à ces moyens l'interdiction d'une nourriture végétale et des acides, ainsi que la prescription de l'exercice en plein air.

Cette conversion morbifique de la salive est très-commune ; elle a lieu principalement chez les personnes qui paraissent avoir une surabondance de fluide et qui ne sont pas assujetties à des repas réguliers.

Il paraît que la salive long-tems en stase dans l'estomac, perd de son principe savonneux, et que dans cet état elle agit comme substance irritante, ne s'incorpore que très-difficilement au bol alimentaire et exhale un gaz acide très-propre à distendre le ventricule, à le rendre douloureux, à produire une phlegmasie de la membrane muqueuse ;

dans d'autres cas, les renvois, la chaleur rongeante du cardia et de l'œsophage.

Les qualités particulières de la salive dans l'état sain, c'est d'être parfaitement liée, de ne point avoir de goût ni d'odeur, d'être savonneuse et de jouir d'une grande propriété digestive. Chaque fois qu'elle manque d'un de ces principes, les digestions ne s'opèrent qu'imparfaitement, et il survient des maladies du ventricule, telles sont la dyspepsie, l'anorexie pituiteuse ou muqueuse, la flatulence et l'acidité; ici c'est la salive viciée, qui détermine ces affections; dans beaucoup d'autres cas elle reçoit elle-même des causes de conversion morbifique, qui peuvent se rapporter aux inflammations de la membrane muqueuse du tube intestinal, aux pyrexies, particulièrement à l'adéno-méningée, aux substances antimoniales, à l'obstruction du pylore et à l'état variqueux des membranes interne de l'estomac.

Le spasme des fièvres détermine la rétention de la salive, ce qui est cause de la soif extrême qu'éprouvent tous les fébricitans ; quand l'action des vaisseaux est beaucoup augmentée, la salive qui recouvre la langue est extrêmement mousseuse, elle a perdu presque toute sa fluidité, et elle ne revient à son état naturel que quand le spasme est entièrement détruit, ce qui met fin à ce sentiment pénible du besoin de prendre des fluides. Celle qui abreuve la membrane muqueuse de l'estomac se trouve noyée dans la prodigieuse quantité de tisane qu'on a donné ; elle s'incorpore à ce liquide, s'écoule avec lui ; elle n'est plus propre à déterminer l'appétence ; ce n'est plus que celle de l'appareil supérieur des salivaires, qui, en découlant dans l'estomac, est convenable aux digestions ; étant le produit d'une secrétion nouvelle, elle n'est pas altérée par le levain fébril, et elle jouit de nouveau de la vertu d'opérer la conversion des alimens en chyle et de les faire désirer. Cet état d'absence de la salive est toujours proportionné à la longueur et à la violence des

accès de froid des intermittentes et des rémittentes ; son retour marqué par leur fin.
Il complique étrangement celles où ils se
rapprochent, en occasionnant une sécheresse
considérable de la membrane muqueuse de
la bouche et de l'œsophage ; phénomène in-
variable et qui n'a pas toujours été aperçu,
quoique pouvant servir à une indication
importante de thérapeutique.

Dans les gastritis, l'inflammation de la
membrane muqueuse est souvent déterminée
par l'acidité seule de la salive ; le vomissement se termine quelquefois par une éjection abondante d'un liquide extrêmement
aigre. Cette espèce de phlegmasie n'a pas
toujours un caractère d'énergie semblable
à celles qui surviennent aux membranes;
elle est souvent peu vive, ce qu'il faut attribuer à la quantité de fluide qui abreuve
l'estomac et à la difficulté que la salive
éprouve à se convertir par l'inflammation
en une autre substance que celle qui la
constitue.

Le

Le phénomène le plus singulier que ce fluide présente, c'est de pouvoir communiquer l'hydrophobie par suite de son intromission, quand il est imprégné de ce vice; la rage ne survient pas quand la salive n'est pas introduite dans les lacérations; des plaies énormes n'ont pas toujours été suivies de cette cruelle affection, particulièrement quand la bave des animaux a été déposée par eux sur les vêtemens; d'ailleurs les accidens qui accompagnent l'hydrophobie paroissent se passer sur l'appareil des salivaires tant sur l'homme que sur les animaux.

Cælius Aurelianus rapporte avoir vu un hydrophobe qui n'eut horreur de l'eau qu'au quarante-cinquième jour après avoir été mordu à la main par un chien enragé; ce malade fut très-tranquille; il n'écuma pas, il ne voulait mordre personne; il était faible, rendait à chaque instant une salive claire et perdait involontairement sa liqueur séminale; enfin il mourut d'une crise nerveuse, avec suffocation , le cinquante et unième jour de sa maladie. Cette observation prouve combien les vices de la salive peuvent déterminer divers accidens , et confirme l'opinion de Boherave que nous avons déjà cité ; qu'il suffise qu'un des fluides du corps humain soit vicié pour occasionner la conversion morbifique des autres , en agissant sur le système nerveux.

On sait combien l'action du mercure se fait sentir sur l'appareil glanduleux ; le mode d'agir de ce minéral n'est pas encore aussi bien déterminé que ses effets particuliers ne sont connus. Ce que la chimie nous apprend , c'est que dans la composition de la pommade mercurielle, le mercure s'empare de la partie inflammable de la graisse ; c'est sans doute cette partie du calorique humain pris par le mercure et porté sur le système glanduleux, qui y détermine un état fluxionnaire et une sécrétion augmentée de la salive ; quoi qu'il en soit, le plus grand inconvénient dans son usage, est de faire perdre une trop grande quantité de fluide et de donner lieu par-là à la dyspepsie et au marasme.

L'obstruction du pylore fait séjourner fort long-tems les alimens dans l'estomac, la salive devient alors très-visqueuse, elle fait développer dans l'organe un gaz acéteux qui s'échappe par le cardia, avec une sensation fort désagréable ; la membrane muqueuse s'infiltre ; les fluides stagnans du ventricule deviennent bourbeux, changent de couleur et ne possèdent plus aucune vertu digestive ; cet état de dégénérescence réagit sur tout le système ; et quand bien même l'obstruction du pylore viendrait à se guérir, il résulterait une hydropisie incurable des accidens qu'elle aurait déterminé.

Les varices de l'estomac constituent le *morbus niger* des anciens, qui lui ont donné une dénomination peu convenable à sa cause. Hœmphins seul la désigne parfaitement en l'appelant *infurtum vasorum ventriculi ;*

Hyppocrates, Melaina, *Nousos* ; Stahlius, *hemmorroidalem colicum dolorem* ; Alberti, *anomaliam hemmorroidalem* ; Scheinkins, *nigras dejectiones* ; Lauzonius, *vomitum sanguinis* ; Vogolius, *cruentum vomitum* ; Pernelius, *melanchlorum* ; Torti, *melœnam hepatirroicam* ; Ballonius , *dissenteriam splenicam* , *tandemque a plurimis sub nomine morbi cholirici vomitus hyppocondriaci* , *utrabilarii et hœmatemesis atrœ designatur.* En effet, toutes ces nomenclatures donnent bien le résultat des divers phénomènes que cette maladie fait paraître ; mais les auteurs qui l'ont traité, n'ont fait que désigner un symptôme dominant, et comme s'il fut l'affection principale ; c'est cette erreur qu'il faut rectifier et prouver la justesse de l'*infurtum vasorum ventriculi* de Kimpfins.

Sans entrer dans l'énumération fort étendue des symptômes qui caractérisent l'état variqueux de la membrane muqueuse du ventricule, je rapporterai sommairement ceux qui sont relatifs au sujet que je traite, et qu'on observe le plus ordinairement. D'abord pesanteur de l'estomac; digestion laborieuse et imparfaite; sentiment douloureux vers son orifice inférieur; rapports acides et éjection d'une sérosité limpide; vomissemens fréquens de substances grisâtres dans les premiers tems de la maladie, ensuite de matières brunes noirâtres, puis du sang dégénéré par sa stase; quelquefois déjections alvines de la même couleur; les malades maigrissent lentement et périssent quand les hémorragies se sont renouvelées plusieurs fois et que le bourlet de la membrane de la valvule pylorique est devenu squirreux.

Les varices de l'intérieur de l'estomac surviennent nécessairement comme celles des autres parties du corps, soit en raison d'une inflammation antérieure, dont la terminaison par résolution n'a pas été complète, ou d'une pression des alimens trop long-tems continuée sur les vaisseaux qui rampent sur la surface muqueuse, l'affaiblissement du ton musculaire, par une infiltration due à la surabondance du mucus du ventricule, quelques blessures faites à cette même membrane par des corps que la salive ne peut dissoudre, ou seulement dues à leur forme aiguë, à des concrétions calcaires, comme les bézoards, formés dans l'estomac par la séparation du phosphate de la salive, peuvent souvent en être cause déterminante.

Tout se rapporte donc à l'engorgement des vaisseaux de l'estomac, à leur rupture et au squirre qui en est la conséquence ; les autres accidens sont les phlegmasies en général, tels que l'intéritis et la pyrosis sauvage.

SECTION IV.

De la conversion morbifique des fluides du tube intestinal abdominal.

LE mélange de la bile, du résidu gastrique, de l'humeur salivaire du pancréas et du

mucus intestinal forment la totalité des produits qu'on rencontre sur toute la membrane
muqueuse des intestins , depuis la partie
moyenne et supérieure du duodénum jusqu'au rectum : c'est cette triple mixtion qui
occasionne un plus grand nombre d'affections sur ces parties, et qui change sa mucosité en couleur, en odeur et en propriété.
La bile éprouve de très-grands changemens
dans les maladies aiguës et chroniques ; les
premiers ne sont pas dûs, comme les anciens l'ont cru, à son exaltation, à ses qualités sulfureuses, acides ou alkalines ; il est
aujourd'hui démontré que ces maladies sont
plutôt compliquées que déterminées par elle ;
il n'y a que très-peu de cas où l'affection
biliaire soit hydiopatique ; et c'est particulièrement dans les maladies de la peau, comme
l'érésipèle et les éruptions herpétiques que
l'on observe les résultats de toute son influence.

La bile érugineuse, poracée, noire, verdâtre et jaune n'acquiert ces qualités que par

d'autres causes, qui ont dérangé l'équilibre de la vitalité ; les fonctions auxquelles elle est destinée, ne s'opèrent plus , ou s'opèrent mal ; delà il résulte une infinité de désordres qui sont encore loin d'être connus.

Les maladies dépendantes des affections du fluide de la membrane muqueuse du tube intestinal peuvent se rapporter aux vices communiqués à la bile et à sa dégénérescence naturelle, à son abondance et à sa disette, au mélange imparfait du fluide pancréatique avec elle, au dessèchement intestinal, à son défaut de sensibilité et à la conversion de son mouvement péristaltique, au dégagement d'une trop grande quantité de gaz des substances alimentaires avant leur séparation et à la diminution de dimension d'un point du canal intestinal.

La dégénérescence naturelle de la bile survient fréquemment par la transpiration supprimée ; il est évident que les fonctions de la peau ont la plus grande influence sur les voies digestives ; la matière de l'exudance

cutanée, venant à faire rétropulsion sur
le tube intestinal, y détermine un état semi-
fluxionnaire, qui ne tarde pas à exciter des
frissons, de l'anxiété, des borborygmes et des
coliques, suivies de déjections alvines d'une
bile jaune et mousseuse. L'abondance de ce
fluide parait dépendre du régime dans le plus
grand nombre de cas; un mauvais emploi
du sommeil et des veilles, des alimens et
des boissons, du repos et du travail, l'abus
du foie des animaux pour nourriture; toutes
ces causes contribuent plus ou moins à l'exubérance de sa reproduction. Les maladies,
qui affectent ces sujets, prennent toutes une
teinte de la prédominence bilieuse; les vomissemens s'opèrent sans beaucoup d'efforts,
le ventre s'ouvre promptement, la bile coule
par tous ses émonctoires, sans y être bien
sollicitée; les urines sont d'un rouge jaunâtre, épaisses et troubles, les sueurs grasses
et critiques. La guérison s'opère dans le
premier septenaire, quand ces évacuations
ont lieu; rarement elle se fait attendre jus-

qu'au second ; les boissons acidules légèrement laxatives suffisent quand il n'y a pas
de complication.

La rareté de la bile a des conséquences
multipliées et fâcheuses. En considérant
toutes les propriétés de ce fluide, on ne peut
méconnaître qu'il faut qu'il soit en proportion convenable pour les remplir, de manière à ne pas faire languir ou interrompre
les fonctions auxquelles il contribue ; cependant les médecins ne parlent pas de cette
disette de la bile, quoiqu'ils aient très-ample-
ment décrit le rôle qu'elle joue dans l'éco-
nomie animale ; son abondance, sa dégénérescence, sa prétendue acrimonie sont les
seules affections qui les ont particulièrement
occupé.

Sans entrer dans l'examen des parties constituantes de la bile, ni dans l'exploration de
celles qui la ségrégent, il me suffira de faire
apercevoir combien elle est nécessaire aux
corps vivans, en traçant rapidement ses principales propriétés. D'abord il n'y a aucun

animal dans la nature qui ne soit muni de cette liqueur; on la trouve non-seulement dans les quadrupèdes et les oiseaux, mais aussi dans les insectes; si quelques animaux manquent de vésicule, ils ont un foie et des conduits qui portent la bile de celui-ci dans l'estomac et les intestins; mais ce qui prouve la nécessité de la bile, c'est le volume et l'espace considérable qu'occupe dans l'abdomen l'organe destiné à sa sécrétion, qui ne manque dans aucun individu. De plus, dans les grands quadrupèdes, la bile est portée par un double canal du foie dans le duodénum; or, outre le canal hépatique qui reçoit la bile immédiatement du foie, il y a aussi le canal cystique : ces canaux se joignent et se réunissent ensemble pour ne former qu'un canal commun, qu'on appelle le *conduit cholédoque.* Ces précautions sont prises par la nature, en raison de ce que la bile étant absolument indispensable à la vie de l'homme et des animaux, il était important qu'un des conduits destinés à sa distribution pût être obstrué sans que l'animal périt. Pourvu qu'un des conduits soit libre, cette liqueur se distribue sur les organes où elle est nécessaire; et si, en raison de quelques causes particulières, elle est surabondante, elle est alors conservée dans un réservoir particulier pour les usages à venir.

La bile n'a pas d'influence fâcheuse sur le chyle; elle est mélangée avec lui dès les valvules conniventes, peut-être même lui imprime-t-elle quelque principe particulier, malgré sa différence de couleur et de goût; ce qu'il y a de constant, c'est qu'en général elle est versée dans le duodénum très-près de l'estomac sur la masse alimentaire, et que si elle eût possédé quelque chose de pernicieux à la chylification, et qu'elle n'eût été qu'un fluide excrémentiel, elle aurait reçu une autre distribution, soit qu'elle ait été envoyée au colon, ou droit au rectum.

L'utilité de la bile dans l'état sain est de maintenir l'intégrité des fonctions des organes digestifs; elle produit encore dans les secondes voies un effet fort important, en picotant et en irritant doucement la membrane muqueuse intestinale, et en y déterminant un afflux plus considérable de fluide, ce qui, donnant lieu à une immersion plus parfaite, facilite le mouvement péristaltique, mouvement très-nécessaire à l'impulsion du chyle dans les vaisseaux lactés et à la protusion des alimens grossiers. Si les excrémens n'étaient pas exactement et régulièrement expulsés, ils porteraient une fâcheuse impression sur le système en général, détermineraient l'engorgement des intestins, l'inflammation de leur membrane muqueuse, la flatulence des maladies adynamiques, principalement dans les chaleurs de l'été, et agiraient sur ces parties comme des corps étrangers qui exigeraient promptement leur expulsion. Il nous paraît donc convenable d'apporter le plus grand soin quand il s'agit de reconnaître si l'on doit évacuer la bile ou l'augmenter;

son utilité prouvée doit mettre en garde
contre les partisans outrés des purgatifs,
qui regardent les évacuans comme les seuls
remèdes à employer dans l'ictère spasmodi-
que, les vomissemens bilieux, les déjections
alvines fétides et le manque d'appétit ; tandis
que dans le premier cas, les bains, les plantes
savonneuses suffisent lorsque les purgatifs
irritent ; les vomissemens cessent par des
boissons acides ; les déjections alvines fétides exigent le quinquina. C'est peut - être
dans la diminution d'appétit, soit spontanée
ou à la suite des maladies, qu'on abuse
le plus des purgatifs. Des médecins peu
attentifs attribuent à la sabure des premières
ou secondes voies le défaut du rétablissement
complet des fonctions. Cette erreur est cause
d'une infinité de récidives graves, particulièrement à la suite des fièvres intermittentes
automnales, qui reparaissent promptement
après les évacuans, tandis que les amers qui
font les fonctions de la bile et les substances
nourrissantes, qui augmentent les forces,

contribuent sûrement à un rétablissement parfait.

La bile , considérée relativement aux fonctions qu'elle opère sur le tube intestinal , est par cela seul une humeur d'une très-grande utilité ; or, quand elle n'est pas en quantité convenable et qu'elle ne peut suffire à ses attributs de fonction , il ne convient pas de chercher à l'évacuer. Les vieillards, les enfans, les adultes sanguins offrent souvent l'exemple de maladies qui dépendent de sa pénurie , surtout ceux qui usent des boissons spiritueuses et des purgatifs drastiques; ce régime contribue au dessèchement de la membrane muqueuse abdominale, procure la constipation et une infinité de désordres , comme la granulation du foie , l'hydropisie ascite et l'embarras muqueux du gros intestin.

Les symptômes qui dénotent la pénurie de la bile, sont l'embarras du ventre et sa tention après les repas, une quantité prodigieuse de vents qui sortent par le rectum , la couleur peu teinte des excrémens, des urines claires, la sécheresse de la peau et sa couleur pâle ou rouge, la constipation et l'anxiété qu'éprouvent ces malades pendant la réplétion du tube intestinal.

Le défaut d'affluence de la bile sur la membrane muqueuse n'est pas toujours due à son peu d'abondance; s'il arrive que les conduits biliaires soient obstrués par une concrétion calcaire, ou seulement contractés par un spasme violent, elle ne peut couler dans tout le conduit digestif; sa formation ayant toujours lieu, elle se porte avec abondance dans la vésicule, qui est son réservoir naturel, la distend prodigieusement, de plus elle engorge les canaux biliaires et les glandes du foie; elle parvient jusqu'aux vaisseaux lymphatiques, passe dans la masse générale des fluides et donne à la périphérie du corps une couleur jaune orangée, quelquefois livide et plombée ou noire, ce qui caractérise les diverses espèces d'ictères, qui se jugent par la différence de

ces

ces mêmes couleurs empruntées toutes de la bile, qui l'imprime à raison de son plus ou moins de dégénérescence, de son abondance et du tems plus ou moins long de sa stase au tissu cutané.

Quand la bile suit ainsi des voies contre nature, elle ne remplit point celles auxquelles elle est destinée, et les désordres qui en résultent sont aussi variés que nombreux. La constipation est le premier effet de son extravasion ; les excrémens deviennent blancs, les urines bilieuses, couleur d'infusion de safran ; on éprouve une douleur pesante à l'hypocondre droit ; elle est dans certains cas violente, aiguë et lancinante ; on vomit fréquemment, il n'y a pas d'appétit et l'on a des cardialgies, principalement quand il y a concrétion calcaire à laquelle se joignent le plus souvent des douleurs sympathiques de l'estomac, de l'œsophage et du duodénum.

Les extravasions spontanées de la bile vers la peau paraissent dues aux contrac-

tions des conduits biliaires , ou seulement
à celle de son orifice vers le duodénum ;
cette affection n'est pas grave ; mais néanmoins elle est accompagnée de tous les
symptômes qu'on observe dans la jaunisse
due à des causes plus difficiles à vaincre ; ce
qui fait qu'on peut s'abuser sur le pronostic ;
les violens accès de colère, l'hypocondria-
cisme, l'hytéricisme, les coliques violentes, la
frayeur sont souvent cause que la bile se répand sur toute la peau ; il y a pour lors une
pesanteur incommode dans le creux de l'estomac du côté de l'hypocondre droit , et des
parties qui avoisinent le duodénum, le pylore
et les conduits biliaires. Cela survient chaque
fois que l'orifice du canal cholédoque étant
obstrué par des mucosités, ou étant contracté
par des spasmes violens, la bile est contrainte
de passer dans les fluides où elle se dissipe par
diverses évacuations qu'elle se choisit ou que
l'art suscite.

Les autres fluides de la membrane muqueuse du tube intestinal étant mélangés avec

la bile dès le duodénum, sont soumises à ressentir toute son influence morbifique sur eux;
dans la dyssenterie adynamique, par exemple,
après d'abondantes évacuations d'une bile de
diverses couleurs, on aperçoit des déjections qui, dues à l'irritation du tube intestinal, ne sont autres que le mucus qui l'a-
breuve; aussi quand il en est dépourvu,
l'érosion survient alors, les selles sont
teintes de sang et les intestins dans un état
extrêmement douloureux.

Nous avons dit que la bile jouissait d'une
propriété irritante sur les intestins; ce qui
nous a fait considérer sa rareté comme procurant diverses affections abdominales; maintenant nous allons observer les maladies qui paraissent plus particulièrement dépendre des
vices des autres fluides qui circulent avec elle
sur la membrane muqueuse des mêmes parties. Ces maladies sont aiguës ou chroniques, dépendantes des lésions organiques
ou de l'acrimonie, de la consistance ou de
la fluidité du mucus intestinal. Les premières

sont les phlegmasies en général, tels que l'intéritis et la pyrosis de Sauvage; les autres sont les causes productrices des fièvres muqueuses de Wagler, et méritent une atenttion particulière. Il est présumable que l'inflammation des intestins est souvent déterminée par une qualité corrodante des fluides qui abreuvent leur intérieur; on sait qu'il suffit d'introduire une substance irritante sur la membrane muqueuse pour déterminer de violentes phlegmasies; de là on peut conclure qu'une dégénérescence naturelle, soit de la bile, du fluide stomacal, du pancréatique, puissent produire les mêmes résultats.

La continuité de la membrane muqueuse des voies digestives fait qu'un seul point d'irritation porté sur l'une des parties, occasionne un spasme sur toute son étendue; alors la contraction des fibres musculaires de cet organe dispose le mucus à une dégénérescence prompte, soit par le développement du calorique, soit en tenant les intestins dans un état voisin de la phlegmasie, qui gêne

leurs fonctions , ou bien en déterminant
une congestion muqueuse , qui donne lieu
aux maladies adynamiques de ce genre. Une
demoiselle, âgée de dix-neuf ans, grande,
bien faite et robuste, avait beaucoup d'em-
bonpoint dans le commencement de l'au-
tomne dernier (1806) quand, après un exercice
outré de la danse, elle éprouva des coliques
assez légères, qui se renouvelaient souvent
par un sentiment de torsion vers l'ombilic ;
l'état douloureux du ventre se calmait aussitôt qu'elle avait eu des évacuations ; dans la
première période les matières étaient jaunes,
liquides et sans mauvaise odeur ; il y avait
cinq à six déjections dans le jour et deux ou
trois chaque nuit ; la malade dépérissait à
vue d'œil, la maigreur et la faiblesse deve-
naient extrêmes ; les selles, plus fréquentes
et moins abondantes, n'étaient plus bilieuses,
mais grises et peu liées, la langue était blanchâtre , peu chargée, rouge à ses bords , les
urines crues ; les règles se supprimèrent, le
ventre se tendit un peu, et il survint un mou-

vement fébril la nuit; la malade était très-sensible à l'action du froid et elle demeurait au lit vingt heures sur vingt-quatre; il y avait trois mois que la maladie subsistait quand je fus consulté : la mère de cette demoiselle était fort affligée, parce que l'année précédente elle avait perdu une autre demoiselle âgée de dix-huit ans, qui était périe phthisique. J'observai soigneusement la malade, pour savoir si ce dévoiement ne marquait pas une affection aussi rebelle que celle dont sa sœur avait été la victime; la poitrine large, le cou sans engorgement, pas de toux, la respiration libre, aucun crachat, pas de sueurs nocturnes, la capacité thorachique exempte de douleurs; il n'y avait pas eu d'hémorragie nasale, ni d'hémoptysie, aucune espèce d'éruptions répercutées; enfin tous les accidens me parurent circonscrits dans l'abdomen, et constituer la fièvre muqueuse bénigne décrite par Rœderer et Wagler.

Après mon exploration, je m'informai des

moyens employés jusqu'alors ; je vis que le médecin qui m'avait précédé n'avait pas été exempt d'inquiétude touchant la phthisie ; il prescrivit des muqueux ; mais s'étant assez promptement aperçu qu'ils relâchaient davantage l'estomac et les intestins, il se tourna du côté des astringens l'ipécacuanha, *fracta dosi*, la conserve de cynobasti de roses, la décoction blanche de Sydenham, les lavemens gras furent les remèdes auxquels il recourut ; toutefois, ce traitement fait avec ordre ne produisit aucun effet avantageux ; alors il mit en usage la magnésie calcinée et l'opium ; ce dernier arrêtait les déjections muqueuses, mais il déterminait des accidens plus fâcheux que la maladie primitive, savoir, la tuméfaction abdominale et des maux de cœur avec soulevemens fréquens de l'estomac.

C'est dans cette circonstance que la malade fut confiée à mes soins ; j'aurais bien désiré consulter avec le médecin avant de me déterminer à rien entreprendre, mais

cela étant impossible, à cause de **son séjour**
qu'il faisait à la campagne pour sa santé, je
fus obligé de m'en rapporter à moi-même
sur la confiance qu'on voulait bien m'ac-
corder.

Réfléchissant à la nature de l'invasion de la
maladie, il me fut facile d'apercevoir que la
courbature n'avait été fâcheuse que parce
qu'elle avait déterminé des sueurs abondantes
qui s'étaient rétropulsées ensuite sur le bas-
ventre par suite de l'impression d'un air frais;
que la bile avait éprouvé l'action de l'acrimonie de la mixtion de ce principe avec elle;
qu'alors son action sur la membrane muqueuse se faisait par irritation, ce qui déterminait les douleurs intestinales et une secrétion
considérable et souvent renouvelée de ce
fluide dégénéré. Les évacuations bilieuses
firent place aux muqueuses; la bile s'étant
diminuée par un flux constant et fréquent,
les excrémens changèrent d'odeur, de couleur et de consistance; ils ne sortaient qu'après
de violentes tranchées, et tombaient dans le

vase comme des glaires d'œuf; il était facile
d'apercevoir que c'était l'humeur lubrifiante
du rectum qui se perdait ainsi, et qu'une irritation toujours subsistante déterminait les
fluides circonvoisins à venir de nouveau
abreuver ces parties; ce qui renouvelait
constamment la congestion et les acides
qu'elle entraîne, tels que la fonte de la
graisse, l'inondation des intestins et leur
perte de ton par abondance de mucosité;
ces considérations me déterminèrent à relâ-
cher les conduits biliaires, à augmenter la
bile et à donner du ton au tube intestinal. Pour
remplir la première indication, je prescrivis
de grands cataplasmes avec les plantes
amères, pour être appliqués toutes les trois
heures sur la région du foie; en même tems
la malade prenait un lavement matin et soir
avec la décoction aqueuse des mêmes plantes;
le dernier était rendu sédatif par l'addition
des têtes de pavot; je prescrivis des pilules
faites avec le savon, le fiel de bœuf desséché et
l'aloës; à cause de leur excessive amertume,

on les enveloppa d'une feuille d'argent. La
malade en prenait deux, matin et soir; avant
chacun de ses repas, elle prenait une bonne
cuillerée, à bouche de sirop de quinquina
trouble, auquel on ajoutait, sur dix onces,
une demi-once d'extrait de taraxacum; le
régime consistait dans l'emploi des foies de
jeunes animaux qu'on faisait rôtir au beurre,
des foies de carpe et de brochet, des plantes
de chicorée dans le bouillon gras, avec des
tranches de foie d'agneau ou de veau; des
croûtes de pain trempées dans le ratafiat de
cerises noires. Comme la malade n'avait pas
de soif, elle prenait peu de tisane; celle-ci
était simplement une infusion froide de
feuilles vertes de chicorée amère, sans sucre.
Ce traitement fut continué plus d'un mois,
sans que j'en obtinsse ce que je m'en pro-
mettais; mais après ce laps de tems la malade
récupéra de l'appétit, et par suite de l'em-
bonpoint; les soulèvemens de l'estomac
avaient cessé avec l'usage de l'opium; les
évacuations alvines, quoique toujours fré-

quentes, s'opéraient sans douleur, et elles re-
prirent une teinte jaune; insensiblement le
tube intestinal fit ses fonctions, les règles
reparurent, et la malade se rétablit parfaitement, sans d'autres médicamens que ceux
mentionnés, à quelques prescriptions près
du même genre, et à des suspensions mo-
mentanées.

On rencontre quelquefois des malades qui
éprouvent d'étranges accidens abdominaux,
ressemblans pour la plupart à ceux désignés
dans la pyrosis de Sauvage, mais en diffé-
rant toutefois par quelques symptômes, qui
n'ont été énumérés par personne; le peuple
leur donne divers noms, et cette maladie en
a un à part dans chaque province; ici c'est
le mâcle; là c'est un dérangement; tantôt
on l'appelle *maladie de mère*, d'autrefois
affection de matrice; enfin elle a tant de
dénominations vagues, qu'elle ne peut être
reconnue qu'autant qu'on l'a vue plusieurs
fois et d'un œil attentif. Cette maladie est
plus commune chez les femmes que chez les

hommes ; néanmoins ils n'en sont pas tous exempts ; les gens du peuple l'éprouvent plus particulièrement que ceux d'une condition plus relevée, quoique ceux de cette classe, qui vivent d'alimens grossiers par goût ou par hasard, y soient quelquefois sujets. Elle se déclare par des rots qui paraissent venir du fond de l'estomac ; il sort en même tems par la bouche une humeur limpide, qui semble une salive âcre ; rarement il survient des borborygmes ; mais l'on sent une espèce de corde dans les intestins, qui sont tour-à-tour distendus par une certaine quantité d'air : on remarque quelquefois des grosseurs sphériques dans divers points de l'abdomen, qu'on pourrait prendre pour des obstructions, si elles ne se dissipaient pas d'un jour à l'autre, et si elles ne se promenaient pas rapidement dans tout le tube intestinal : ce qu'il y a de particulier, c'est que la vacuité de l'estomac est plus favorable au développement de cette maladie que la réplétion ; aussi survient - elle souvent le matin à jeun ; elle est déterminée par un sentiment pénible de resserrement du ventre et par un tournoyement vers l'ombilic, qui détermine par fois la syncope. Ces malades aiment à se tenir l'estomac comprimé et à se courber le corps ; cette attitude les soulage. Les crises reviennent souvent lorsque l'on a déjà éprouvé cette maladie, et elles se terminent soit par un vomissement glaireux qui s'opère sans effort, ou par une quantité prodigieuse d'air qui sort par l'anus. L'embarras où l'on est pour traiter cette maladie, qui a vraiment un caractère particulier, augmente encore par les histoires que vous font ces malades sur leur état ; ils vous parlent de remèdes bizarres, qui sont d'après eux des spécifiques assurés : les médecins aussi donnent dans un vague étrange, en prenant tantôt cette maladie pour une affection hystérique, d'autrefois la croyant dépendante de la gastricité, et en agissant d'après ces présomptions.

Si cette maladie à laquelle je ne puis donner un nom, n'attaquait que les femmes, on pourrait facilement se persuader qu'elle n'est qu'un mode particulier de l'hystéricisme, d'autant plus que les vieilles demoiselles et les femmes stériles y sont plus sujettes que celles qui ont fait des enfans ; mais les hommes l'éprouvent de même ; il convient donc d'en chercher la cause autre part que dans la sympathie des organes sexuels.

Il y a dans le tube intestinal un mucus qui l'abreuve complètement depuis la bouche jusqu'à l'anus : de ce mucus il se détache une certaine quantité d'air, qui est plus ou moins considérable, en raison de ce que les alimens pris en contenaient peu ou beaucoup ; outre cela, dans l'état de santé même, les fluides de la membrane muqueuse renferment toujours un principe gazeux propre à tenir les intestins dans une dilatation convenable. S'il survient que ces fluides, par leur dégénérescence, exhalent tout-à-coup une trop grande quantité de gaz, il faut né-

cessairement qu'ils s'échappent, soit en par-
courant les intestins du bas en haut, ou en
s'infiltrant à travers leur tunique par une
forte distension : dans le premier cas, il doit
vaincre l'obstacle que lui présente la valvule
pylorique et le diaphragme, et de là se porter
vers l'orifice cardia, et sortir par les voies su-
périeures ; cela ne peut s'opérer qu'en procurant une sensation désagréable au ventricule, qui est cause du vomissement du
fluide salivaire qui s'y trouve en stase, et de
la quantité de *ructus* et de vents qui sortent
par la bouche : quand ce gaz prend une direction opposée, il arrive souvent qu'il s'em-
barrasse dans les petits intestins, en s'agglo-
mérant à celui qu'il rencontre ; il se déplace
avec une extrême mobilité, et forme, quand
il peut se dilater complètement, des bourlets
fort durs qui, en élargissant davantage les
intestins, leur font perdre de leur ton musculaire, et disposent les sujets à des récidives plus fréquentes et plus obstinées. Cette
voie est pourtant la plus commune, mais elle

est aussi la plus longue. Les femmes que j'ai vu dans cet état restaient plusieurs jours dans une anxiété pénible, jusqu'à ce que l'air contenu dans le conduit digestif se portât vers le rectum.

Les affections chroniques, comme la phthisie, donnent lieu, dans le dernier degré de cette maladie, à la fluidité du mucus intestinal, ce qui occasionne la diarrhée : ouvrez le bas-ventre d'un de ces cadavres, vous rencontrerez une quantité considérable de mucus dans tous les intestins ; cette congestion paraît être le produit des débris graisseux du péritoine et de l'épiploon, et due à une exudation augmentée des glandes de la membrane muqueuse.

L'épaississement des fluides intestinaux est nécessairement occasionné par la chaleur de ces organes ; les personnes qui font usage des substances salées et absorbantes, y sont très-sujettes, ce que l'on reconnaît par la constipation ; il se peut aussi que le défaut de secrétion du fluide pancréatique

et

et la rareté ou la petite quantité d'afflux de
la bile y contribuent. Tout le tube intestinal
souffre du dessèchement des fluides qui
l'abreuvent, et c'est une des complications
les plus graves dans les maladies aiguës,
quand la membrane muqueuse du conduit
digestif est recouverte d'un mucus morbifique épais; elle ne jouit plus de sa sensibilité, ni de sa propriété absorbante. De là
le peu d'action des médicamens, soit qu'ils
soient irritans, purgatifs ou préservatifs fébriles; ces circonstances ne sont pas rares,
quoiqu'il n'en soit fait aucune mention;
néanmoins, il suffirait de remarquer ces concrétions de quinquina qu'on a plusieurs fois
rencontré dans l'estomac des fébricitans,
morts par suite de ce dessèchement des
membranes internes, pour noter que ce
remède stiptique n'avait pas assez trouvé de
fluide pour sa dissolution, et que ne pouvant
pas même agir comme topique, il était impossible qu'il préservât ces malheureux du
danger. C'est donc avec raison que Werl-

hof voulait que, dans le cas d'aridité permanente des membranes muqueuses, on employât les délayans acides, avant l'écorce du Pérou. Cette prévoyance sert encore de guide aux médecins qui savent choisir le tems opportun de son administration.

SECTION V.

Quels sont les signes diagnostiques et pronostiques, que peut fournir, dans les maladies aiguës et chroniques, l'état de la langue, des lèvres et des dents?

Quelles conséquences doit-on en tirer dans la pratique?

COMME nous devons traiter cette question dans le sens le plus étendu, nous décrirons les changemens de couleur qu'éprouve la langue dans diverses affections, ses différens états relativement à sa sécheresse et à son humidité, de sa progression et de sa rétrocession, du froid et de sa chaleur, de sa

déviation et de sa rectitude, de son épaisseur et de son amincissement, des sillons morbifiques que lui impriment certaines
maladies; et nous tirerons de ces différens états les signes diagnostiques, pronostiques et thérapeutiques qui en découlent
naturellement; mais nous ne satisferions pas
entièrement à ce que l'on exige, si nous ne
donnions en même tems les indications que
peuvent fournir les lèvres et les dents; et si
nous ne portions une attention scrupuleuse
à désigner les signes qu'offrent ces différentes
parties dans les maladies aigües ou chroniques. Quant aux indications curatives
qu'exige chacun des symptômes désignés
séparément, nous les mentionnerons à
chaque article, de manière qu'on aperçoive
promptement l'idée que nous avons de leur
cause; ce qui nous épargnera des répétitions
qui, en alongeant l'ouvrage, répandraient
une confusion qu'il est essentiel d'éviter.

PARAGRAPHE PREMIER.

De la couleur naturelle de la langue.

Dans l'état parfait de santé, la langue n'est point exactement rouge; sa couleur est légèrement blanchâtre, la membrane qui la revêt présente à la vue une infinité de petites papilles blanches, qui, en diminuant la rougeur du fond, forment un reflet rosâtre, constituant son état le plus ordinaire; néanmoins le matin à jeun, la langue est toujours plus blanche et la bouche moins propre; les premiers alimens dissipent cette espèce de limon; et bientôt après, elle devient comme nous venons de la désigner.

§. II.

De la couleur blanchâtre de la langue.

Chaque affection qui trouble l'harmonie des fonctions, imprime aux fluides un mouvement d'accélération ou de ralentissement; c'est ainsi que la colère rend pâles certains sujets, que la joie immodérée rend immobile ou d'une agitation extrême ; et que dans ces divers modes d'action des passions sur nos sens, la bouche est humide ou sèche, rouge ou blanche. Cette dernière couleur de la langue est particulière aux personnes très-irritables et dépend le plus ordinairement des irrégularités des fonctions du système nerveux. Cet état existe sans fièvre, mais il n'y a pas d'appétence, le rétablissement de la tranquillité de l'esprit est le seul moyen curatif. La langue peut être blanche en partie ou en totalité; dans le dernier cas, il y a affection morbifique; quand elle est rouge à ses bords ou dessous, propre à sa base et blanche dans son milieu, c'est la suite d'un mouvement fébrile ; lorsqu'elle se recouvre de plus en plus, elle annonce les progrès de la maladie; le contraire a lieu, quand elle se nettoie et qu'elle devient humide (1),

____

(1) Linguæ bisulcum, velut saliva alba obductum febris remissionem indicat, eo quidem, quod agnatum

excepté dans la phthysie pulmonaire et quelques autres affections organiques, où, après avoir été long-tems blanche dans le premier période, elle redevient propre, quoique la maladie se continue. Une légère teinte blanche sur la membrane muqueuse de la langue n'est pas ce qu'on doit attendre d'une langue chargée; bien souvent c'est le prélude. Quand la langue reste seulement sale pendant les premiers jours des maladies fébriles, sans se recouvrir d'un limon de diverses couleurs, on en tire cette conséquence, qu'il ne se fait point de coction humorale, et que la maladie se terminera d'une manière lente et insensible. Les maladies muqueuses des voies digestives offrent souvent cet état de la langue et de toute la membrane muqueuse de la bouche; cette couleur blan-

est crasso existente, codem die; si vero tenuius fuerit prostridie; perindie quoque si adhuc tennius fuerit; eadem etiam significatio est, si hæc summam linguam contingant minus tamen firma. *Hyppo. Coac.* 250

châtre en annonce la durée chez les sujets faibles et muqueux, comme dans les femmes délicates et les enfans. Ce n'est que dans les maladies d'un caractère lent qu'on observe cette couleur et cette légère couche blanche sur la langue; mais quand il survient un état aigu par diverses causes (1), il peut produire très-promptement un changement manifeste, tant relativement à la couleur primitive que dans l'exubérance et le dessèchement du muçus qui la revêt. Wagler (2) a judicieusement remarqué que dans la fièvre muqueuse aiguë, la langue était blanche jusqu'au troisième jour, ensuite elle devenait sèche et rude, avec un enduit muqueux brunâtre à

---

(1) Linguæ pallidæ ex bile, rubræ ex sanguine, nigræ ex atrabile; valde ressicatæ ex succensâ fuligine et utero; albæ vero ex pituita. *Hyppo. Epid. VI, editio foesii.*

(2) Wagler, page 124, traduction de Leprieur §. 136.

sa racine, prenant peu à peu une couleur très-rouge à la pointe sur les bords, sèche, brune-noire au milieu; au bout du neuvième jour, humide, recouverte de mucosités jaunâtres, sale avec des sulcosités profondes : lors de la crise, elle devient plus pâle, humide, nettoyée. Dans les uns pendant l'assoupissement, elle est d'abord humide, dilatée, blanche, avec un enduit brunâtre et des saletés muqueuses; mais insensiblement tremblotante, sèche, brune, arrondie, elle ne peut franchir les arcades dentaires, qui sont sales, sèches et brunes.

Les indications curatives que présente la langue blanche, sans soif, avec défaut d'appétit, c'est de donner du ton aux membranes muqueuses, par l'usage des légers amers et de l'exercice en plein air; la diète et les boissons aqueuses tièdes augmentent cette indisposition; les purgatifs sont, dans ce cas-ci, des remèdes inutiles ou dangereux, il ne faut recourir à ces moyens qu'autant que la langue change de couleur et qu'elle devienne chargée, signes d'une surabondance humorale, que la nature pourrait être trop longue à expulser; mais, dans le cas de complications graves, la langue ne sera qu'un signe indicatif, pour la nature de la maladie et le pronostic, les moyens curatoires ne pouvant être pris que de l'ensemble des symptômes.

§. III.

De la couleur jaune de la langue.

L'ESPÈCE d'addition croûteuse que l'on observe sur la langue, dans les affections bilieuses, est le produit des exhalaisons du ventricule; la bile n'y existe pas toujours en substance, mais son abondance dans le duodénum, la facilité avec laquelle elle passe de là vers l'estomac, son mélange avec la salive à qui elle imprime son goût et sa couleur, sont les causes de cette teinte jaune qu'elle offre à l'exploration. Dans cette affection, la langue est un peu plus épaisse que de coutume, elle présente le même enduit jaune depuis sa base jusqu'à sa pointe; son milieu est toujours plus recouvert que ses parties latérales, sa pointe et sa racine; son dessous est propre, mais un peu pâle; elle n'est ni humide, ni sèche, nullement fendue; elle offre beaucoup de papilles villeuses jaunâtres, qui sont des produits du limon humoral adhérent à la membrane muqueuse de la langue; elle est un peu gênée dans ses mouvemens, elle ne goûte point les saveurs, et elle imprime à la bouche, ainsi qu'aux alimens et aux boissons, un goût amer considérable. La langue présente tous ces symptômes dans la fièvre gastrique continue, et elle suffit même pour la caractériser. Celle-ci ne survient le plus ordinairement que dans les chaleurs de l'été, dans les climats chauds, ou après de longues fatigues, des accès de colère, ou l'abus des liqueurs alcoolisées; cependant j'ai remarqué qu'elle prenait plus ou moins cet enduit jaunâtre dans d'autres maladies, comme dans la fièvre méningo - gastrique et l'hépatite, avec cette seule différence qu'elle n'était pas dans cet état dès l'invasion, et qu'elle ne devenait chargée et jaune qu'après un certain tems. Il a paru aux anciens que cette couleur jaune de la langue et son épaisseur étaient des indices certains d'une surabondance bilieuse, plutôt qu'une mauvaise distribution de ce fluide, et ont nommé en symptôme, langue chargée. Passant de là à des présomptions sur l'embarras des premières voies, ils ont cru que l'estomac était aussi recouvert d'une semblable mucosité; ce qui les détermina sans doute à employer les vomitifs et les purgatifs, jusqu'à ce qu'ils vissent la langue se nettoyer et l'appétit succéder au dégoût; or que peut-il arriver, en suivant des indications si brusques? Qu'on aggrave une maladie qui peut se terminer naturellement, ou plutôt par des voies plus douces et plus sûres. Le professeur Pinel emploie, il est vrai, le tartrille antimonié de potasse, dès l'invasion, et ce moyen lui réussit; néanmoins, quoique les vomitifs soient moins dangereux dans cette circonstance que les purgatifs, il y a beaucoup de médecins d'un très - grand mérite qui n'emploient ni les uns ni les autres. Il semble qu'on ne peut se permettre l'émétique que dans la circonstance où est placé ce médecin, ayant à son hospice beaucoup de populace à traiter, gorgée d'alimens grossiers et de mauvaise nourriture.

Nous croyons qu'il est important de reconnaitre et de se rappeler la sagacité du père de la médecine (1) dans l'emploi des évacuans : en effet, quand il y a une exaspération extrême des humeurs, il faut en laisser faire la coction, pour me servir de l'expression des anciens, dont l'expérience confirme la justesse ; ainsi, quand la langue présente éminemment cette couleur jaune, avec une surcharge muqueuse qui en augmente le

---

(1) Concocta purganda, et movenda non cruda, neque in principiis, nisi turgeant : plurima autem non turgent. *Alphorr. XXI , sect. I. Hypp.*

volume, il ne faut irriter en aucune manière le conduit digestif. Des boissons acidulées de tartrite acidule, l'usage des fruits rouges et des bouillons avec les plantes chicoracées, une diète végétale, sont les seuls remèdes à employer ; il arrive souvent qu'après le premier septenaire la langue est complètement nettoyée, sans qu'on ait usé d'aucun évacuant ; des urines épaisses, des sueurs grasses bilieuses, des crachats muqueux, contribuent également à cet heureux résultat ; tandis qu'après les vomitifs ou les purgatifs donnés suivant l'indication que présente la langue, dans le premier tems de la maladie, il survient quelquefois des soulèvemens fréquens de l'estomac, un ictère aigu, l'inflammation de la membrane muqueuse du conduit intestinal, des soubresauts dans les tendons, une diarrhée muqueuse, peu abondante et souvent renouvelée, la tension des hypocondres, le trouble des évacuations critiques, que la

nature se serait choisies; le hoquet, la sécheresse de la langue, l'insensibilité des
membranes muqueuses et la mort.

C'est en voulant mettre un appareil scien-
tifique dans l'exercice de l'art de guérir,
qu'on est parvenu à agir d'une manière très-
préjudiciable pour les malades : on a fait des
définitions subtiles, qui n'étaient point naturelles, et elles ont été plus suivies que là
marche des phénomènes principaux n'a été
observée. La langue chargée, la bouche
amère, exigent les purgatifs, disent les médecins Purgons.Cette méthode a été poussée
si loin que la multiplicité de ses inconvéniens a fixé l'attention des modernes. Ceux-
ci, plus confians dans l'étude constante des
efforts salutaires que fait la nature, se sont
tenus dans les bornes d'une sage expectation,
et ont rejeté ces *alternis diebus*, qui était
l'aphorisme et la science des stercoraires.

La bile n'augmente point en quantité d'un
moment à l'autre; un homme bien portant
éprouve un violent accès de colère, sa lan-

gue devient très-jaune et chargée en un instant; il y a même fréquemment irruption de cette même humeur à la peau; faut-il conclure de là, qu'il y a nécessité pressante d'évacuer ce fluide? Non; il suffira de calmer l'irritabilité nerveuse par les bains chauds, le petit-lait et le suc des plantes savonneuses; en peu de tems tout reprendra un équilibre parfait. Ne rien troubler est, à mon avis, un précepte très-important dans les maladies aiguës, où la nature se suffit ordinairement; au moins qu'on n'agisse que d'après l'écleptisme le plus parfait, comme dans les rémittentes et les intermittentes où l'on ne prend pas les indications curatives de l'état de la langue. Combien cette fausse idée de surcharge humorale n'a-t-elle pas occasionné d'accidens dans le traitement des maladies spasmodiques et organiques? Les purgatifs, en procurant de la délébilité et des évacuations dont les malades n'avaient pas besoin, ont fréquemment déterminé des anomalies du plus fâcheux caractère, en

supprimant des voies critiques, qui les au-
raient quelquefois terminées. Les sueurs,
l'expectoration, les urines, les hémorragies
nasales, des déjections alvines naturelles,
entraînent souvent d'une manière insensible
les produits morbifiques, que les purgatifs
troublent en contrariant la nature.

La langue, extrêmement chargée et d'une
couleur jaune, n'est pas d'un présage fâcheux;
elle dénote l'exaspération de la bile et son
afflux vers le conduit digestif supérieur; c'est
dans les maladies, où elle prend fortement
cette teinte, que les membranes muqueuses,
depuis la langue jusqu'à l'estomac, sont enduites d'un semblable limon mucoso-bi-
lieux, et que la crise s'opère volontiers assez
promptement chez les sujets bien cons-
itués (1).

---

(1) Quibus lingua circa initia morbi biliosa est,
hi intra vis diem judicantur ; quibus vero 3 vel 4
die, circa nonum. *Hyppo. Coac.* 383.

§. I V.

§. IV.

De la couleur pâle de la langue.

DANS les affections chroniques dépendantes d'une surabondance de sérosité, chez les tempéramens lymphatiques, la langue paraît le plus ordinairement d'une extrême pâleur, humide et mollasse; elle est en tout semblable à la fibre musculaire long-tems inondée de fluide, excepté qu'elle ne s'infiltre que très-rarement, et qu'au contraire elle perd le plus souvent de son épaisseur naturelle. Cet état doit être différencié de celui de la langue blanche, où elle semble recouverte de crême, comme dans l'invasion de la petite-vérole, du blanchet et des maladies éruptives du premier âge. On ne voit survenir la pâleur de la langue que quand une maladie aiguë a fait place à une chronique, et que l'affaiblissement et les épanchemens aqueux sont déjà sensibles. La fièvre, qui s'allume quelquefois dans ces circonstances, change sa couleur et paraît lui donner plus de vie. Ce phénomène n'a lieu que lorsque la nature veut triompher des causes qui l'op-priment.

La couleur pâle de la langue existe sur tout son corps; les bords et le dessous sont un peu plus rosâtres; d'autre fois on aperçoit vers sa base un mucus livide, facile à dé-layer et à disparaître. Toute la membrane muqueuse de la bouche participe à cette cou-leur; et en général tout démontre le défaut d'afflux du sang sur ces parties, ou combien il se trouve délayé dans la sérosité; après d'abondantes hémorragies, soit à la suite des couches, ou qu'elles soient thromatiques, la langue offre promptement cette pâleur, mais toujours à un degré moins sensible, que quand elle est conduite à cet état *à pendente colluviâ.*

Abstraction faite des maladies muqueuses, de la chlorose et de la langueur syncopale, on voit que la pâleur de la langue offre deux

indications curatives principales ; la première consiste à évacuer la surabondance
de mucosité ; la seconde à augmenter la partie rouge du sang. Dans le premier cas, quelques médecins trouvent convenable d'employer les purgatifs, pour évacuer le produit
morbifique ; j'avoue que cette méthode peut
avoir l'avantage de remédier aux symptômes
du moment ; mais les laxatifs et les catar-
tiques étant des remèdes relâchans, il est
évident qu'ils conviennent peu dans une
maladie d'atonie ; et que, supposé leur emploi indispensable primitivement, il faut
d'abord après recourir aux toniques et à un
régime diététique convenable. Nous savons
que la pâleur de la langue est le propre des
maladies asthéniques séreuses, et qu'elle
dénote une pénurie extrême du fluide colorant des membranes. Cet état de la langue
étant le plus ordinairement la suite d'affections prolongées, exige les fortifians secs et
spiritueux, l'exercice des membres, la pro-

menade à pied, en voiture ou à cheval, et l'abstinence du sommeil diurne.

La pâleur de la langue, dans l'hydropisie, soit ascite ou anasarque, est un symptôme bientôt suivi de la mort.

L'hyoroglose dénote une infiltration portée au plus haut degré; la mort s'ensuit toujours.

Dans des cas d'infiltration partielle du tissu cellulaire sous-cutané, la pâleur de la langue est un signe mortel; les pertes utérines, qui sont suivies de la pâleur de la langue, l'hydropisie leur succède.

A la suite des couches, quand il existe un flux immodéré de lochies rouges, la pâleur de la langue annonce la difficulté du rétablissement et la longueur de la maladie.

Dans des affections aiguës, si la langue devient pâle tout à coup, c'est un signe mortel.

§. V.

De la couleur rouge de la langue.

Un des phénomènes qui étonne le plus les médecins attentifs, c'est la couleur rouge fleurie que présente la langue dans quelques maladies; après avoir été recouverte d'un enduit blanc semé çà et là sur sa surface, elle se nettoie tout-à-fait; mais par parcelles squammeuses, qui en s'enlevant, laissent la membrane muqueuse à nu et d'un rouge vif éclatant. On ne rencontre presque jamais cette couleur dans l'invasion des maladies; la langue ne la prend que quand elles ont duré quelques semaines; alors elle est unie et sèche, présentant des granulations d'un rouge foncé très-insensibles, sans gerçures ni crevasses; ses bords sont roides et de la même couleur; son corps plus épais est moins ductile que dans l'état naturel; en portant le doigt dessus et en la faisant sortir hors de la bouche, on ne sent ni l'on n'aperçoit aucune humidité, et elle offre de la résistance pour sa progression.

La langue présente cet état particulièrement chez les vieillards, à la suite des fièvres catarrhales, dont la solution n'a pas été parfaite et dans les angioténiques fâcheuses qui se sont extrêmement prolongées; les sécrétions muqueuses et salivaires ne s'opèrent plus ; dans ce cas - ci, la langue n'est point abreuvée; son dessèchement extrême fait que la membrane qui la revêt prend la teinte d'un muscle mis à nu et exposé à l'air libre; les croûtes blanchâtres s'enlèvent par le défaut d'un glutin qui les tenait adhérentes ; et la membrane entièrement nettoyée et sèche prend la couleur qu'elle aurait toujours , sans l'afflux des humeurs qui la tiennent constamment lubrifiée. La langue d'un rouge fleuri annonce le danger de la maladie et sa longueur. J'ai vu un boulanger âgé de cinquante ans, qui avait une lienterie depuis

plus de deux années; sa langue était rouge,
sèche et unie; il était fort altéré, se plai-
gnait de ne point avoir de salive; il ne fut
guéri par aucun des moyens employés par
divers médecins, et tomba dans le marasme.

L'indication curative de ce symptôme
fâcheux consiste à rappeler les fluides sur
la membrane muqueuse de la langue, soit
par des antiphlogistiques généraux, des
boissons acidules, des eaux minérales hy-
drosulfurées, des pastilles acides et le suc
de citron ou d'orange. Hyppocrates a vu (1)
la rougeur de la langue suivie de la mort
dès le cinquième jour de la maladie, dans
une femme qui était affectée d'une angine
inflammatoire; et au neuvième, dans le
fils de Bilis (2). Je conçois très-bien cela,
d'après la théorie que j'ai établie sur la
cause de sa couleur rouge fleurie; mais

____

(1) Epidem. liber III, sect. I.
(2) *Idem*, liber VII, text. 19.

qnand on rencontre cet état de la langue, c'est plus particulièrement dans le cas que j'ai désigné.

§ VI.

De la couleur noire de la langue.

IL faut distinguer la couleur noire de la langue, qui survient tout à coup d'avec celle qui n'arrive à cet état que progressivement ; faute de cette remarque, Hyppocrates (1) a donné deux aphorismes diamétralement opposés ; l'un paraît se rapporter à la couleur survenue après quelques jours de maladie ; l'autre à celle acquise spontanément : la langue noire est un symptôme d'adynamie et d'ataxie ; ce n'est pas qu'elle ne prenne aussi cette couleur dans un assez grand

____

(1) Lingua admodum nigrescens 14 die judica-tionem promittit. *Hypp. Coac.* 229.

Periculi plena est lingua nigra.

Hypp. De morbi acuti, liber II.

nombre d'affections, comme dans l'adéno-
nerveuse, la dyssenterie des camps, les intermittentes malignes et les fièvres septiques
des nouvelles accouchées. Wagler (1) a
aussi rencontré ces symptômes dans la fièvre muqueuse aiguë; il survient de même
dans d'autres cas , lorsqu'il y a des accidens
sensibles de dégénérescence humorale avec
complication vermineuse. Après que la
langue a été quelque tems blanche, jaune
ou rouge, en totalité ou en partie, et que
les maladies, loin de se terminer, prennent
au contraire un degré plus marqué d'exaspération, la langue devient sèche et âpre, elle se
colore en stéries noires ,du milieu vers sa pointe; elle ne prend pas plus de dimension et conserve encore dans cette première période un
certain état d'humidité; peu à peu la couleur
noire s'étend vers la base, le milieu se recouvre d'une croûte noirâtre, adhérente à la
membrane, tandis que les parties latérales

____

(1) Wagler , page 215.

sont d'un rouge livide ; la pointe sèche, ra-
cornie, est d'un jaune obscur ; il existe encore quelque humidité. Bientôt après la
couleur noire s'étend plus universellement ;
toute la face supérieure de la langue en est
embrassée, les bords sont couleur de rouille
de cuivre, la pointe participe à cet état,
mais elle se conserve toujours plus lucide
que les autres parties ; le dessous est d'un
brun violet ; les ranines semblent remplies
d'un sang bourbeux ; en tout l'organe est
hideux à l'exploration. Ce symptôme n'a
point été omis par le divin Hyppocrates (1) qui
conseille de regarder la langue par dessous ;
car, dit-il, elle est quelquefois noire dans cette
partie, et les veines qui y sont se tumé-
fient et noircissent. Quand cet état dure
plusieurs jours et que les accidens précités
augmentent encore, la langue devient comme
brûlée, tel est l'adusta des anciens. Toute
la membrane muqueuse qui la revêt est

____

(1) *Hypp*. Liber II , de morbi.

fort insensible ; elle présente à l'œil et au toucher des papilles noires très - petites, rémittentes et sèches, ayant l'âpreté de la peau d'un chien de mer. Dans d'autres maladies, la langue devient quelquefois noire tout à coup ; le médecin qui, la veille, ou du soir au matin, n'avait rien vu de fâcheux par l'état de la langue, reste stupéfait quand il aperçoit la couleur noire venir si subitement, sans sécheresse antérieure, ni aucun des symptômes précurseurs que l'on observe à la langue qui ne se noircit que successivement ; la couleur n'est pas exactement la même ; le noir est plus clair et la croûte est moins épaisse. Cette couleur n'affecte que le milieu de la langue, vers la ligne qui sépare la partie droite de la gauche ; la membrane ne semble pas sèche ; il y a au contraire certaine humidité à la bouche ; les arcades dentaires ne sont pas enduites de limon muqueux, et la couleur noire paraît circonscrite à la face du dessus de la langue ; ces deux états méritent une sérieuse attention dans la pratique, parce que l'un est constamment grave et l'autre ne l'est pas toujours, les indications thérapeutiques ne sont pas non plus les mêmes. Dans le premier cas, on a à traiter des maladies d'un mauvais caractère, comme sont les adynamies, l'adéno-nerveuse, l'ataxie, des fièvres pernicieuses ou des rémittentes automnales. L'autre, au contraire, n'a quelquefois de sérieux que l'inquiétude où l'on est d'un état plus dangereux; quoi qu'il en soit, lorsque la langue se rembrunit, il convient d'employer, sans parcimonie, le quinquina, quels que soient d'ailleurs les autres symptômes existans, comme serait l'aridité de la bouche, la sécheresse de la peau, un pouls haut et fébrile. Il est de même avantageux de faire jouir les malades d'un air libre et frais, de leur donner les acides des végétaux, le suc d'orange, de citron, de bigarade; on peut encore appliquer sur la langue des pastilles au sel d'oseille, faire laver la bouche avec l'oxicrat, la décoction de tartrite acidule sans sucre, pour nettoyer sa membrane muqueuse. Ce n'est pas, il est vrai, que l'on parvienne ainsi à faire disparaître entièrement la couleur noire de la langue, parce que ces diverses teintes dépendent non seulement des mucus pervertis et agglomérés sur elle, mais aussi de la lésion même de son tissu. La langue brûlée est d'une si grande aridité qu'elle se présente comme un charbon, tant pour la couleur que par son insensibilité. C'est alors qu'il convient de chercher à la délayer et à porter une titillation capable de la dépouiller de l'enduit qui la prive du goût. Ce moyen a l'avantage de réagir beaucoup et de permettre une absorption plus complète des médicamens. Sans doute il sera très-difficile de rendre à la langue sa souplesse et sa lucidité primitives; mais ces précautions contribuent à l'acception des remèdes et à leurs effets; ils sont d'une très-grande utilité, en donnant à la langue quelque vitalité, qui se communique de la membrane muqueuse de la bouche sur celle des voies digestives; outre cela, la langue, diminuant de volume, permet que la bouche soit fermée et empêche ainsi que l'air extérieur ne vienne encore augmenter le dessèchement et l'insensibilité qui ne sont déjà que trop considérables.

La langue, qui se noircit successivement et qui est en même tems sèche et insensible, présage une mort certaine.

La langue, qui devient noire tout à coup, annonce la conversion morbifique des fluides et la gravité de la maladie ; mais si elle conserve quelqu'humidité et de la sensibilité, elle est susceptible de se terminer heureusement.

Prêtez une attention scrupuleuse pour savoir si la couleur noire de la langue n'est pas due aux alimens ou aux boissons, ce qui arrive quelquefois.

§. VII.

De la couleur verdâtre de la langue.

NE vous retirez jamais, conseille fort sagement Baglivi (1), d'auprès d'un malade sans avoir attentivement examiné la langue. J'ai suivi ce précepte depuis que je suis médecin, et n'ai jamais vu la langue verte; il est vrai que, dans les affections bilieuses où une croûte muqueuse se forme sur la langue, la couleur paraît d'un jaune verdâtre, mais non pas d'un vert poracé; de même quelquefois une espèce de vernis l'enduit depuis sa base jusqu'à sa pointe; une mucosité gluante, sale, la revêt sur son milieu, tandis qu'elle offre une couleur participant du jaune obscur et d'un gris brun mélangé. Les épidémies dépendantes des vices de la bile et de complications vermineuses

____

(1) Prax medic. lib. I. cap. XII.

présentent la langue extrêmement mal propre, avec des teintes de diverses couleurs,
où le verdâtre paraît dominer. Les vomissemens spontanés peuvent donner lieu à la
couleur verte de la langue, principalement
quand ils sont la suite de la conversion morbifique de la bile; celle-ci quelquefois est
d'un vert foncé très-remarquable, et elle
teint les membranes muqueuses sur lesquelles elle passe, de la même couleur.
L'état de dégénérescence de ce fluide est
vraisemblablement la seule cause du symptôme de la langue verdâtre, et paraît exiger
les médicamens qui conviennent pour calmer les effervescences de la bile. Les médecins, qui ont vu l'adéno-nerveuse, Mertens,
Chicoineau, Didier, Verdier, Desgenette,
assurent avoir vu la langue verte chez quelques pestiférés, ce qui prouve aussi que cet
accident est le propre des affections les plus
graves (1).

____

(1) Periculi plena est lingua nigra et virore pal-
lescens. *Hypp. Coac.* Notæ periculi.

§. VIII.

§. VIII.

De la sécheresse de la langue.

Dans les maladies fébriles aiguës, accompagnées de coma ou de délire, la langue devient souvent d'une sécheresse extrême: quelle que soit sa couleur, l'aridité est en quelque sorte la même; ainsi elle présente cet état, étant chargée, ou simplement enduite de peu de mucus; son corps est roide, sa face recouverte d'inégalités raboteuses, ressemblant aux dents d'une lime; ses mouvemens gênés; ses bords se rapprochant semblent la resserrer; sa pointe est la partie la plus sèche; le milieu, la plus âpre; le dessous, la plus molle; et la base, la plus humide.

Toutes les fois que la langue est sèche, elle se ride sur presque toute sa surface; les sillons sont profonds, n'affectant aucune direction, se rejoignant en s'entre-croisant à plusieurs reprises ; les boissons n'arrosent que pour fort peu de tems la membrane muqueuse de la langue sèche ; elle redevient âpre l'instant d'après , et ne se nettoie point par aucune lotion. Lorsque la langue devient sèche par la simple impression de l'air extérieur, elle se ramollit promptement ; ce qui sert à distinguer cet état du morbifique. En général, la sécheresse de la langue est d'un fâcheux présage ; elle dénote une chaleur interne très-intense. Hyppocrates (1) a donné le nom de *phrénétique* aux langues sèches et rudes, en faisant penser qu'elles étaient ainsi dans cette affection. Nous observerons que tout état délirant est souvent pris par le père de la médecine pour la phrénésie elle-même ; et comme la langue sèche est presque toujours le symptôme précurseur du délire, ou concomitant avec lui, il n'est pas étonnant qu'il ait désigné cet état de la langue d'une manière générale.

---

(1) Prorrhet, lib. I, sect. I.

L'âpreté de la langue ne survient que vers le milieu ou la fin des maladies, et toujours dans celles où il y a rétention du fluide salivaire, et qui sont accompagnées de beaucoup de fièvres; quelquefois elle reste plusieurs jours très-sèche, et se ramollit insensiblement; ce qui est d'un bon augure; mais quand elle demeure absolument aride, sans aucun amendement des autres symptômes, la mort s'ensuit ordinairement. L'invasion des fièvres donne lieu à la sécheresse momentanée de la langue par la rétention du fluide buccale, occasionnée par le spasme qu'elle détermine; ce qui, dans ces premiers momens, est la cause de la soif qu'éprouvent les fébricitans; le spasme cessé, la langue reprend son état naturel, comme, quand il ne se diminue pas, la sécheresse de la langue se maintient.

La langue sèche est une contre-indication pour l'emploi du quinquina et des purgatifs; néanmoins ce premier remède est de même administré dans les rémittentes et les fièvres

pernicieuses, malgré ce symptôme. Les purgatifs sont évidemment dangereux lorsque
la langue est sèche; les boissons rafraîchis-
santes, des fruits rouges, des acides, du petit-lait, sont les remèdes que réclame ces
accidens.

§. I X.

De l'humidité de la langue.

LA bouche étant constamment abreuvée
dans l'état de santé, la langue se trouve de
même humectée naturellement. Cette lubri-
fication constituant la position la plus ordinaire, il faut chercher à reconnaître ce qui
l'augmente ou la diminue, et désigner dans
quelles affections les fluides paraissent sur
elle en plus grande abondance.

La langue humide caractérise la santé,
pourvu qu'elle ne soit pas inondée ; lorsqu'elle est douce au toucher pâle, mollasse,
élargie, ayant une teinte muqueuse grisâtre
vers son milieu, et qu'elle est environnée

d'un fluide pituiteux, il y a maladie asthénique et disposition prochaine aux infiltrations.

Ce n'est que dans les maladies chroniques, muqueuses et glaireuses, que la langue prend cette exhubérance d'humidité ; elle est alors sans conscience du goût ; toutes les substances alimentaires lui sont indifférentes ; elles sont pénétrées par un mucus limpide et fade ; les membranes muqueuses sont sans action, les nerfs qui les parsèment, sans sentiment : la mucosité abondante par-tout porte son impression sur la langue , et celle-ci en est imprégnée comme les membranes séreuses ; les salivaires inondent la bouche, et le conduit digestif noyé dans le sérum contribue à maintenir les parties dans un état de (1) mollesse et d'humidité défavorable au maintien des fonctions.

____

(1) Lingua præter rationem mollio reddita , ac nausabunda , cum sudore frigido, abulvo liquida. *Hypp. Coac.* 232.

L'humidité de la langue, survenant après son aridité dans les maladies aigües, caractérise un état différent ; ici, c'est le prélude de la santé, tandis que dans celles qui ont duré long-tems, c'est un symptôme d'une extrême faiblesse ; ainsi les moyens curatoires sont peu analogues dans ces deux circonstances ; la première n'exigeant que des alimens, puisque la maladie est terminée ; l'autre au contraire, une infinité de médicamens qui sont les absorbans, les amers, les purgatifs, les viandes salées ou fumées, des boissons spiritueuses et l'exercice. La maladie qui aura déterminé la surabondance séreuse, guidera pour le pronostic et l'emploi des remèdes ; dans la phthisie, par exemple, il ne faudra pas combattre la mucosité par les purgatifs, à moins qu'elle ne soit celle désignée par Reid(1); et dans beaucoup d'autres cas, l'humidité de la langue vous sera un sûr garant qu'ils ne peuvent être nuisibles.

____

(1) Reid, Essai sur la phthisie pulmonaire, p. 182.

§. X.

Du froid de la langue.

En touchant la langue d'un malade, si vous sentez qu'elle soit plus froide que les parties externes, doublez d'attention et tâtez-la de nouveau, pour vous assurer que vous ne vous êtes point trompé, alors portez un pronostic fâcheux, car le sujet est près du tombeau.

La langue froide peut être noire, pâle ou jaune; cependant on la rencontre, ainsi, plus constamment décolorée. Elle est quelquefois seulement froide jusqu'à la moitié de son tiers-antérieur, tandis que les autres parties sont encore chaudes. Le malade a de la peine à lui faire franchir les arcades dentaires; elle n'obéit plus à l'action musculaire; elle ballotte dans la bouche et se reploie en rouleau, si vous l'obligez à quelque mouvement. L'indication que présente la langue froide, c'est l'application de la chaleur à la périphérie du corps, l'usage des spiritueux et des toniques de toute espèce ; les vésicatoires volans peuvent devenir avai. ux pour réveiller le systême et vaincre l'ataxie ; mais quel que soit le soin qu'on puisse prendre pour triompher de ce symptôme fâcheux, il y a tant d'exemples du manque de succès que je laisse aux praticiens instruits à faire ce qu'ils croiront utile.

§. X I.

De la chaleur de la langue.

J'entends par la chaleur de la langue, cet état où elle fait ressentir au doigt qui la touche, un sentiment mordicant ; et où elle est brûlante sans être aride ; son aspect est ordinairement épais, sa membrane persillée de points blanchâtres, ses bords vermeils, fermes et chauds, son milieu recouvert d'une mucosité tirant sur le blanc mat, et sa base presqu'entièrement blanche. Ce symptôme n'est pas rare dans les maladies fébriles du premier âge; alors les enfans exhalent un gaz brûlant, qui porte ce sentiment sur la membrane muqueuse des lèvres, les gerce et les excorie. L'angine des adultes, le gonflement des parotides, l'inflammation de la membrane de la bouche et des voies aérienes, rendent aussi la langue brûlante ou plus chaude que dans d'autres maladies. Dans la salivation occasionnée par le mercure, la langue est tellement brûlante, que ce sentiment douloureux de chaleur importune prodigieusement les malades; ce qui est dû à plusieurs lésions ulcéreuses de sa membrane et à son inflammation.

Si l'on traite des fièvres, la chaleur de cet organe indique les rafraîchissans, principalement lorsqu'elles sont synochiales et vernales; outre cela, il ne convient pas d'user du quinquina, tant que ce symptôme subsiste, à moins de danger évident. Dans les autres cas, c'est un inflammat - local, dont

la chaleur de la langue est la suite, qui réclame les adoucissans, les gargarismes, le
collyre de Lanfranc et les purgatifs, ainsi
que les délayans; la chaleur de la langue ne
se manifeste plus ordinairement que dans
l'invasion des maladies; il n'est important de
le remarquer que pour les indications thérapeutiques; mais s'il persiste long-tems, il
les dénote phlogistiques et peut en faire présager le danger.

§. XII.

De la progression de la langue.

C'EST dans les maladies aiguës un signe
fort avantageux de voir la langue s'avancer
librement, droite, ni en pointe, ni en forme
de cuiller, mais ferme, élargie et tenue hors
la bouche, aussi long-tems qu'il est besoin,
sans tremblement ni déviation. Quels que
soient d'autre part les accidens, la progression libre de la langue est un motif puissant
de sécurité; elle annonce la liberté des fonc-

tions intellectuelles, l'intégrité de la force musculaire et une souplesse dans le tissu de l'organe qui en démontre l'état sanitaire.

Il peut aussi arriver que la langue, par un défaut de conformation, soit plus longue qu'il ne convient, et fasse saillie hors de la bouche; maladie particulière aux enfans nouveau-nés. Dans ce cas, il faut user de substances astringentes qui ont souvent suffi, et retenir la langue dans la bouche par l'usage d'une mentonnière. Louis (1) conseille la rescision, et dit qu'elle est sans danger; mais il nous semble que la médecine possède des moyens plus doux, et qui paraissent suffisans.

§. XIII.

De la rétrocession de la langue.

Un grand nombre de maladies aiguës portent une impression fâcheuse sur les

______

(1) Louis, Mémoire de l'Académie de Chirurgie, tome V, in-4°.

mouvemens de la langue, soit en affaiblissant ses muscles, ou en leur imprimant une stupeur qui fait qu'elle n'obéit plus à la volonté; ce qui constitue, d'une part la rétrocession par débilité, et de l'autre son défaut de mouvement, en raison de la paralysie de ses nerfs. Les malades entendent quelquefois très-bien ce qu'on leur dit, et ne peuvent montrer la langue, malgré qu'on les y sollicite; elle reste derrière l'arcade dentaire, et on l'inspecte dans la bouche : s'ils la soulèvent, on n'en peut voir que la pointe, et aussitôt elle se retire machinalement, pour s'aplatir sur le corps des maxillaires. Dans d'autres circonstances la rétrocession de la langue ne peut être vaincue par la volonté; les malades sont dans un état de collapsus, qui rend inutiles les instances du médecin pour l'examiner; et il est souvent difficile de savoir si le défaut de progression tient à une lésion des fonctions du mouvement volontaire de l'organe, ou à un degré

d'engourdissement plus complet (1). D'autre
fois il y a volonté et impossibilité; l'intention dirige des efforts infructueux, les sens
sont dans leur intégrité, et la langue seule
éprouve une paralysie. Les cas de rétrocession de la langue se rapportent donc aux
maladies qui agissent sur le siége de la vitalité, à l'ataxie la plus forte, comme à l'instant de l'agonie, à la paralysie circonscrite
de la langue et des muscles qui la meuvent.
Quand la rétrocession survient, c'est un des
symptômes le plus fâcheux des affections
aiguës; on peut la considérer comme une
étrange diminution du principe vital et une
mort partielle. J'ai vu plusieurs sujets qui
périrent à la suite de péripneumonies compliquées; deux ou trois heures avant l'instant
fatal, il y avait râle et une rétrocession
considérable de la langue; il s'en fallait de

---

(1) Si lingua ex improviso impotens fiat, aut al'-
qua corporis pars siderata, melancholicum hoc
ipsum fit. *Hypp. Aph. VII.*

plus de deux travers de doigt que sa pointe ne touchât l'arcade dentaire. La langue, en se retirant, devient nécessairement plus épaisse, ses bords se confondent avec son corps, et celui-ci bouche complètement l'isthme du gosier, ce qui, en empêchant la déglutition, porte un préjudice notable à la respiration. Le peuple caractérise avec vérité et justesse l'accident de la rétrocession; il dit à la mort de quelqu'un, qu'*il a avalé sa langue.*

La paralysie de cet organe existe primitivement, ou elle est la suite d'une apoplexie; dans l'un et l'autre cas elle empêche la progression de la langue, mais non pas de la même manière que dans les maladies aiguës; on peut observer que la rétrocession n'est point aussi considérable; c'est plutôt un embarras dans les mouvemens de la langue qu'un véritable reploiement sur elle-même; d'ailleurs elle s'avance toujours un peu, si on en a fortement la volonté, principalement quand les fonctions de l'entendement ne sont pas beaucoup lésées ; alors elle dévie toujours un peu, soit à droite ou à gauche, en portant sa pointe vers les parties latérales de la bouche, ce qui sert à distinguer et à prédire le côté de l'émiphlégie, parce qu'elle n'a pas un mouvement inverse.

Un symptôme aussi grave que celui de la rétrocession de la langue, et qui ne survient qu'à l'instant où la mort approche, n'exige pas une longue série énumérative de médicamens. On cherche à remédier à la faiblesse, à rappeler l'action du cerveau, et à donner de l'excitement à la langue par un mélange d'ammoniac volatil fluor avec partie égale d'eau, qu'on introduit fréquemment dans la bouche. L'empêchement de son mouvement réclame tous les moyens connus et employés pour la cure de la paralysie ; il veut néanmoins plus de précaution dans les prescriptions stimulantes, d'autant que plus la paralysie est proche de la masse cérébrale, plus sa guérison topique peut être suivie de l'apoplexie; observation importante que j'ai eu lieu de faire plusieurs fois.

§. X I V.

Du tremblement de la langue.

D'APRÈS les écrits des anciens et les observations des modernes, le tremblement de la langue est un symptôme qui s'observe assez souvent. Il est le propre des maladies délirantes (1), soit que le tremblement ait lieu, la raison existant encore, ou qu'il survienne lorsqu'il y a déjà aberration dans les idées, toujours est-il vrai qu'il est fréquemment concomitant ou précurseur du délire. Dans certains cas, les affections morbifiques ne paraissent pas graves les premiers jours; mais un médecin attentif, qui observe le tremblement de la langue, n'est pas dans une

----

(1) Lingua tremula, instabilem mentem, et a sede constantia deturbatam significat. *Hypp. Coac.* 233.

entière

entière sécurité; il présage le trouble des fonctions du cerveau et les accidens fâcheux qui en
sont la conséquence. L'instabilité de la langue offre plusieurs phénomènes; quelquefois
elle tremble peu, et ses fibriles musculaires
semblent avoir chacune un mouvement ver-
miculaire; alors le délire n'est pas éloigné ;
mais quand le malade la pousse avec force,
et qu'il ne peut la maintenir hors de la bouche, à cause de ses mouvemens brusques,
la raison est déjà égarée, et la maladie date
de plusieurs jours. On remarque deux espèces de tremblement de la langue, l'un qui
affecte tout l'organe, et l'autre qui ne paraît
agir que sur quelques-unes de ses parties : le
premier est constamment le signe précurseur de la phrénésie et d'autres délires sans
fièvre, tandis que le second s'observe plus
particulièrement dans les affections aiguës
avec transport (1), qui peuvent être accom-

____

-(1) Lingua tremula, cum narium rubore et alvo
humecta, si reliquia quæ sunt circa pulmonem, nul-

pagnées de diverses crises (1). Dans d'autres cas, le tremblement de la langue n'annonce pas le délire; il est seulement un symptôme de faiblesse, comme à la suite des longues maladies; alors il est moins dangereux, parce qu'il cesse quand les forces se récupèrent.

Dans les premiers jours de mars dernier (1807) je fus mandé le matin, pour voir un homme âgé de 30 ans, fort sanguin et bien constitué, malade depuis deux ou trois jours. Il était à table quand j'arrivai; il m'aborda brusquement, et me dit qu'à l'exception d'une douleur de tête, il se portait assez bien. Je l'examine attentivement, et je voulus voir sa langue; elle n'était ni sèche ni chargée; mais elle tremblotait d'une manière

---

lam judicationis significationem præ se ferunt. Malo est, ac celeres perniciosas purgationes denunciat. *Hypp. Coac.* 231.

(1) Lingua tremula nonnullis prorupturæ alvi significationem præbet. *Hypp. Coac.* 645.

fort sensible, et se retirait en tressaillant,
comme ferait la viande d'un veau fraîche-
ment égorgé ; la lèvre inférieure avait le
même mouvement, ainsi que les mains ; la
chaleur était néanmoins considérable, les
yeux un peu rouges et brillans, le pouls
plein et égal. Inquiet sur de pareilles dis-
positions, je demandai pourquoi ce malade
n'était pas au lit ; il me répondit avec promp-
titude et d'une voix forte, qu'il ne pouvait
pas y demeurer, que, même la nuit précédente, il avait été obligé de prendre le frais
pendant plusieurs heures, et qu'il était venu
se recoucher ensuite plus tranquillement.
Loin d'être rassuré par sa narration, j'en au-
gurai qu'un délire véhément allait bientôt
survenir ; j'en fis part à la famille et à un
jeune médecin qui était à ma visite ; je prescrivis un bain de jambes de deux heures, un
lavement émollient, l'infusion de fleurs de
tilleul, de le coucher dans un appartement
sans feu, quoiqu'il faisait un peu froid, et de
laisser deux domestiques vigoureux à côté

de lui pour éviter quelqu'accident. Le soir, mon malade avait un délire plaisant; il riait à chaque phrase de sa conversation, qui roulait sur ses gains actuels et futurs; il reconnaissait parfaitement les personnes qui l'entouraient, et me témoignait l'intention qu'il avait de se soumettre exactement à mes prescriptions. La langue était encore plus tremblante que le matin, les yeux aussi plus rouges, la lèvre inférieure sans mouvement, et les mains n'étaient plus tremblantes; la chaleur était un peu augmentée et le pouls plus élevé; il n'y avait eu aucune espèce d'évacuation, quoique le malade eût bu copieusement. J'ordonnai un second bain de jambes, et une émulsion nitrée pour la nuit. Le lendemain matin j'appris qu'il n'avait pas dormi et que toute la nuit il avait voulu se lever pour aller, disait-il, à ses affaires; il me reconnut très-bien, mais il m'entretint de choses bizarres sans ordre ni liaison; la cornée transparente paraissait comme injectée de sang, la figure était peu colorée,

et le tremblement de la langue encore plus
manifeste que précédemment; elle était un
peu blanche et passablement humectée; il
y avait eu une éjection d'urines assez co-
pieuses, elles étaient orangées; la peau aride.
Je fis appliquer douze sangsues aux cuisses,
continuer l'infusion et les bains de jambes;
le soir, même état, tremblement de la langue,
aberration dans les idées, pouls plus faible.
La nuit, le malade ne chercha point à sortir
de son lit, il parla continuellement et sans
suite dans les idées, toutefois il ne refusait
pas ses remèdes et buvait avec facilité; le
matin, il ne me reconnut pas et n'avait aucun
ressouvenir de l'application des sangsues;
la langue était toujours tremblante et tous
les autres accidens persévérans. Application
de nouvelles sangsues à l'anus, lait d'amandes
nitré pour boisson, bains de jambes et lavemens émolliens. Le soir, moiteur de la peau,
suppression des urines, rétention du lavement, délire moins prononcé, langue tremblante et humide, pouls souple. On me fit

appeler dans la nuit, pour juger de l'état
survenu depuis ma visite dernière. Le malade
avait vomi spontanément une grande quantité de bile poracée et avait été deux fois du
ventre copieusement, peu après une sueur
abondante et générale était survenue; il avait
le pouls faible, la face décolorée, ne parlait
plus autant, et la langue ne tremblait plus.
Je lui fis prendre une cuillerée de vin d'Es-
pagne mêlée de partie égale d'eau de fleurs
d'orange, et je supprimai toute autre boisson
jusqu'à ma visite du matin. Ces crises, opérées
par la nature, rétablirent très-promptement
la santé; je n'employai ni purgatifs, ni vésicatoires, ni antispasmodiques puissans, remèdes
qui ne me parurent nullement indiqués; les
antiphlogistiques généraux, la diminution de
la masse sanguine, des pédiluves furent mes
seuls remèdes.

Le tremblement de la langue, dès l'invasion de la maladie en annonce la gravité et
la complication d'un délire prochain aux
autres accidens; quand il survient sur la fin,

et que tous les autres symptômes augmentent, c'est un signe mortel.

Si, dans l'état de force, la langue tremble avec les lèvres et les mains, le malade devient promptement phrénétique.

Le tremblement de la langue, chez les personnes épuisées, est le symptôme d'une excessive faiblesse; il existe sans délire.

§. x v.

De l'épaississement de la langue et de son amincissement.

LA langue augmente de volume de plusieurs manières. Dans les maladies mucosobilieuse, elle se charge souvent d'un enduit humoral, qui la fait paraître deux fois plus grosse qu'elle ne l'est dans l'état de santé ; d'autrefois, elle est prise d'une inflammation phlegmoneuse et d'un embarras sanguin, qui augmentent ses dimensions naturelles ; mais lorsqu'elle prend un volume excessif, c'est

particulièrement quand une substance véné-
neuse , âcre , agit sur la membrane muqueuse et y détermine un afflux humoral
considérable. L'esquinancie , l'emploi outré
des substances antimoniales , l'hydropisie,
sont aussi des causes de son intumescence.

Dans le premier cas d'épaississement de
la langue, elle ne proémine pas au dehors ;
mais elle remplit tout-à-fait la bouche.
Avicènes dit avoir vu la langue prodigieusement gonflée par l'abord des humeurs, qui
imbiboient sa substance ; je l'ai vu aussi
quelquefois dans les maladies mucoso-bi-
lieuses ; et je ne pense pas que ce gonflement
existe si sensiblement dans aucune autre
affection des fluides sans phthialisme.

La langue peut être affectée de phlegmon,
comme tout autre organe musculaire, ainsi
que plusieurs observateurs en font foi ; alors
elle peut sortir de la bouche, et sa tuméfaction être très-considérable. Laffer, dans
le Journal de Médecine - pratique d'Hufe-
land, rapporte un fait d'inflammation , d'in-

tumescence de la langue, déterminée par une fluxion rhumatismale sur cette partie (1). La langue devint carcinomateuse, et le malade mourut.

Kemme, dans une dissertation où il a recueilli un certain nombre d'observations, a noté un fait analogue, déterminé par une cause de nature arthritique.

Hayes, dans le second volume des Mémoires de la Société de Médecine de Londres, a publié un cas d'intumescence et d'inflammation périodique de la langue sans aucune cause connue.

L'esquinancie, portée au plus haut degré, peut être accompagnée de l'intumescence de la langue ; elle sort de la bouche et donne lieu à une titillation d'humeur salivaire, qui découle des coins de la bouche, en laissant l'organe sec, rouge et dur.

----

(1) Voyez le Journal de Médecine de Sedillat, tome XXVIII, mars 1807, d'où nous avons extrait ces notes.

Le glosistis, par cause d'irritation d'un venin quelconque, n'est pas une maladie fréquente ; cependant on trouve des preuves de son existence dans les fastes de la médecine ; Ambroise Paré en fait mention ; et M. Dupont a communiqué autrefois à l'Académie de Chirurgie de Paris une observation intéressante à ce sujet, que je vais rapporter.

Un jeune paysan, âgé de seize ans, habitant un hameau près Moutié, bourg dans la province du Perche, occupé à garder les bestiaux, paria avec un de ses camarades qu'il mâcherait un crapaud vivant, en commençant par la tête ; il en prit un en effet, et après lui avoir donné quelques coups de dents, il ressentit une chaleur fort vive dans tout le palais en le rejetant. Le camarade, voyant que le crapaud n'avait pas été broyé suivant la convention, s'empara de l'enjeu ; le premier, pour ne point perdre le prix de la gageure, recommença la mastication, et le tritura assez pour gagner. Mais deux heures après, le palais, la langue, l'intérieur des joues et les lèvres se gonflèrent considérablement; au bout de quatre heures il survint des lipothymies, avec perte de connaissance, le hoquet, des nausées et des sueurs abondantes. M. Dupont ne vit le malade que le lendemain, environ vingt-quatre heures après l'accident. Tous les symptômes énoncés subsistaient; le visage était bleuâtre; la salive sortait involontairement de la bouche, mais en petite quantité; la déglutition ne pouvait se faire; les veines jugulaires externes étaient gonflées; la langue, très-brune, sortait de la bouche de plus de deux doigts et demi; elle en avait au moins trois d'épaisseur; la respiration était si laborieuse, par le gonflement des parties qui avoisinent le larynx, que M. Dupont pensait déjà à faire la bronchotomie, si les moyens qu'il avait à tenter ne produisaient pas un salutaire effet.

La première indication était de procurer la diminution du volume excessif de la langue et de prévenir la gangrène dont cette partie était menacée; en conséquence M. Dupont appuya sur la langue, avec une feuille de myrte de la main gauche, tandis qu'avec la droite armée d'un bistouri, il incisait profondément cet organe, en commençant le plus près de sa base qu'il lui fût possible et finissant à sa pointe; par ces deux incisions, la langue fournit une abondante quantité de sang. M. Dupont confia le malade à un chirurgien de ce canton, qui pratiqua encore deux saignées à la gorge en quatre heures. Le relâchement que ces secours produisirent, permit au bout de six heures de faire avaler de l'eau métisée; les évacuations furent abondantes par le haut et par le bas, la plupart des accidens se dissipèrent presqu'aussitôt qu'ils étaient survenus. Le lendemain M. Dupont vit le malade avant son départ, pour la seconde fois; il le trouva en assez bon état. M. Dupont conseilla des lotions avec l'eau ammoniacale animée d'un peu d'eau-de-vie ; il conseilla aussi d'entretenir la liberté du ventre. Du vin miellé fut le topique qu'on employa pour la détersion et la consolidation des plaies ; le malade fut hors d'affaire en quinze jours.

L'épaississement de la langue, par suite d'amas muqueux, se rencontre dans les maladies catarrhales et bilieuses. Ce symptôme exige le traitement propre aux affections de ce genre; les incisifs, le kermès minéral à nu, sont d'autant plus avantageux ici, que la ténacité du gluten muqueux enduit les surfaces de la langue, des voies digestives et aériennes, et ne s'évacue que par d'assez vives titillations, qui, lorsqu'elles sont opérées après l'usage des humectans, font revenir la langue à son état naturel.

L'état phlegmoneux de la langue réclame les moyens curatifs du phelgmon ; et l'on doit se comporter dans cette circonstance, comme si la maladie affectait une autre partie.

Quand l'intumescence de la langue est

due à l'action des substances antimoniales ,
il faut à l'instant discontinuer l'emploi de
ces remèdes ; faire prendre l'eau d'orge
avec le tartrite acidule, des bains de jambes,
des lavemens, des purgatifs, et donner des
gargarismes opiacés, l'opium même en substance, s'il n'existe pas de disposition au sommeil diurne, et que la fibre ne soit ni trop
lâche , ni trop abreuvée; ces circonstances
doivent être remarquées ; car, lorsque la
langue est trop volumineuse et qu'elle sort
de la bouche, il faut penser à la disposition
et à la gravité des engorgemens séreux, qui
pourraient être la conséquence des sédatifs
donnés à trop haute dose. Il vaut mieux,
lorsque les accidens sont portés à un très-
haut degré d'intensité, et que le prolongement
et l'inflammation de la langue peuvent donner quelque inquiétude sur le sort du malade, remédier à l'urgence du cas présent ,
par des moyens qui semblent à la vérité plus
cruels, mais qui sont dans le fait moins dangereux ; je veux parler des scarifications faites

dans la longueur de la langue, qui remédient promptement à ces accidens ; d'ailleurs on doit envisager la sortie de l'organe comme un de ces symptômes graves auquel il est urgent d'obvier ; l'action de l'air sur lui peut déterminer la gangrène ou des ulcères d'une mauvaise nature qu'on peut prévenir par un dégorgement subit, et enlever presqu'aussitôt tout le danger.

Pourtant il sera mieux d'éviter ces inconvéniens que de donner lieu d'y parer ; en conséquence les malades soumis à l'action du mercure, seront visités soigneusement ; on regardera la bouche, les gencives et la langue ; quand on apercevra sur ces parties un certain degré de rougeur, que les dents seront douloureuses et les gencives gonflées, il faudra s'arrêter, changer le mode fluxionnaire par des pédiluves et autres moyens, prescrire les purgatifs, et interdire l'air extérieur, principalement dans le tems froid.

Le gonflement de la langue dans l'esquinancie, et sa progression hors de la bouche,

ne sont qu'une suite naturelle de l'inflammation de la membrane muqueuse de la
glotte, du larynx et des parties voisines, par
l'effet de la contiguité avec celle de la langue; elle peut naître de même par l'engorgement sanguin des ranines et des artères de
l'organe, principalement quand la déglutition et la respiration sont très-lésées dans
leurs fonctions, et que l'inflammation et la
constriction de la trachée-artère de l'œsophage et des amygdales sont portées au plus
haut degré. C'est dans ces cas qu'il ne faut pas
épargner les saignées générales et locales,
en ouvrir la ranine, faire rentrer la langue en
diminuant son volume, appliquer les sangsues près du larynx et ne négliger aucun
des antiphlogistiques, excepté le froid.

L'exemple qu'on a fréquemment des amas
contre nature de sérosité ou de fluide aqueux
dans diverses parties du corps, se présente
néanmoins fort rarement à la langue; il suffit
de savoir que cet organe n'est point exempt
de cette affection, qui ne lui survient pourtant

tant que par suite d'une cause générale, pour que nous traitions de cet objet sous le nom d'*hydroglose*.

Cette maladie ne peut survenir que quand l'anaxarque est porté au plus haut degré possible. La somme des fluides doit être prodigieuse, pour infiltrer ainsi la langue, augmenter de beaucoup son volume naturel, et lui faire faire progression hors la bouche. Je doute qu'un semblable symptôme puisse être susceptible des secours de l'art, d'autant qu'il n'est lui-même que conséquence d'affections plus graves encore ; il me semble seulement que, quand les dimensions de la langue sont extrêmes, ses membranes distendues, et qu'on sent dans son corps une fluctuation manifeste, il convient de pratiquer quelques mouchetures sur ses parties latérales, afin de donner aux fluides qui l'engorgent une issue, et de la faire rentrer dans la bouche : d'ailleurs je n'ai point vu l'hydroglose, et ne puis ni ne veux donner des présomptions pour des faits.

12

L'amincissement de la langue survient,
comme celui des autres corps musculaires,
à cette différence près, qu'il ne se fait remarquer que lorsque la maigreur a diminué
déjà de beaucoup les autres parties; c'est le
propre des maladies de langueur et le symptôme constant d'une destruction prochaine.

§. XVI.

Des sillons, pustules et ulcères de la langue.

L'organe, qui nous occupe, présente à la
vue, même dans l'état de santé, des différences presqu'individuelles, non-seulement
relativement à sa grandeur et à son raccour-
cissement, mais encore par des sillons plus
ou moins profonds, de petites fentes qui dé-
crivent diverses traces sur la membrane muqueuse qui le revêt; ainsi il ne faut pas confondre ces semi-ruptures avec l'état d'unité
qu'offrent les autres membranes, ni avec

une impression morbifique. Il paraît que la langue soumise à l'effet des alimens chauds et des boissons froides, à la rudesse de certaine nourriture, à celle des substances âcres ou spiritueuses, en est affectée. Ces causes, en agissant sur son enveloppe, la crevassent et lui laissent les sillons qu'on y remarque, d'autant plus que l'enfance en est exemptée, au moins lorsqu'elle est encore à la mamelle. Les maladies inflammatoires augmentent fréquemment les scissures de la langue, surtout quand celle-ci, perdant de sa souplesse, devient sèche et rude; alors les fentes s'observent ouvertes, dans la direction du devant en arrière, ne se suivant pas avec rectitude, mais s'entre-croisant des bords vers le centre, étant constamment plus grandes quand elles approchent du milieu de la langue, qu'à sa pointe ou à sa base; d'autrefois, il y a une ouverture à la pointe, qui en est comme coupée par le milieu. Cette maladie est douloureuse; la langue ne peut supporter ni acides, ni substances salées ; il n'y a pas d'inflammation, quoique le moûvement pour la mastication et la parole soit pénible. J'ai remarqué cette sorte de lésion de la langue chez des individus qui avaient subi depuis long-tems un traitement mercuriel qui, je le présume, en était la seule cause.

Il arrive souvent, qu'après l'accès d'une fièvre éphémère, la langue est affectée de quelques pustules. Elles naissent à ses bords antérieurs , sont douloureuses, et se terminent en peu de jours par résolution. Lorsqu'une maladie a un caractère grave et qu'il survient un ulcère sur le corps de la langue, soit à sa base, ou à ses parties latérales, qu'en même tems le cerveau est troublé, et qu'on ne peut visiter l'organe, il faudra chercher à rassembler les signes propres à donner l'indice du lieu qu'occupe cet ulcère, de reconnaître son étendue , soit en profondeur ou en largeur, et sa nature, parce qu'il peut arriver qu'il dépende d'un dépôt critique, d'une lésion de la langue, par l'as-

périté des dents, d'une morsure faite dans
des absences d'esprit, et de la brûlure de sa
membrane muqueuse, par des substances
données trop chaudes à des malades, dont
le sentiment n'est pas parfait ; toutes choses
qui méritent d'être scrutées pour les soins
thérapeutiques.

Un ulcère qui naît à la langue par un
mouvement critique de la nature, soit dans
les adynamies, la petite-vérole, ou d'autres
affections de mauvais caractère, exige une
inspection attentive, principalement lorsqu'il
menace de faire tomber l'organe entier en sup-
puration. Si le malade jouit de la plénitude
de sa raison, l'examen en sera facile ; dans
le cas contraire, les difficultés sont assez
grandes, pour qu'on ait souvent ignoré
l'existence de semblables ulcères, jusqu'à
la guérison ou la mort. Il convient donc,
dans de pareilles circonstances, d'examiner
soigneusement le corps de la langue, de la
toucher et de promener le doigt entr'elle et
le corps de l'os maxillaire, pour sentir s'il

n'y a pas de solution de continuité à sa
membrane muqueuse ; de regarder la nature
du mucus que l'on retire de la bouche, et
d'observer s'il n'est pas purulent. Ces précautions doivent être prises , chaque fois
que la progression de la langue ne peut
s'opérer sans cause connue et qu'il n'y a
point de plaintes qui indiquent sa nature et
le siége de la lésion. L'humeur qui découle
de la bouche , l'ulcère étant formé , servira
de même d'indice pour reconnaître son existence ; le mucus sera hétérogène et souvent
d'une odeur très-fétide. La main portée sur les
joues , en appuyant un peu , occasionnant de
la douleur, indique, par le mouvement du malade , qu'on a touché un endroit sensible , et
sert souvent, en raison de l'intumescence, à
assigner le lieu que l'ulcère occupe. Des
circonstances moins fâcheuses , quoique
néanmoins très-rebelles, donnent naissance
à des ulcères qui affectent les parties latérales de la langue ; l'aspérité d'une ou de
plusieurs dents en est la cause, et le gon-

flement de l'organe l'effet. J'ai vu des impressions profondes sur les bords de la langue qui n'avaient point rompu sa membrane muqueuse, mais qui lui donnaient une figure dentelée, qui caractérisait parfaitement la raison de sa déformation. La langue peut être coupée dans des mouvemens convulsifs par les dents, et il peut naître de là un ulcère susceptible de prendre un aspect aussi grave que les autres ; or comme il est souvent désigné, dès sa naissance, par le sang qui sort de la bouche à l'instant de l'accident, on est prévenu de son existence, et en garde contre ses progrès. Les brûlures de la membrane muqueuse de la langue sont plus fréquentes qu'on ne le pense communément. Des gardes peu attentives, des personnes ineptes donnent à des malades sans connaissance, des boissons bouillantes, sans réflexion ni choix, particulièrement la nuit et dans l'hiver, étant à demi-éveillées ; elles ne regardent point au degré de chaleur qui convient ;

elles font mal et vite, pour se livrer plutôt au sommeil.

Les ulcères de la langue seront détergés par les antisceptiques; la décoction de quinquina miellé est le meilleur remède qu'on puisse employer; on en introduira le plus souvent possible sur l'endroit rongé; on fera tenir dans la bouche du quinquina en poudre mêlé avec partie égale de tartrite acidule soluble, liée avec le miel ou un sirop; les lotions fréquentes de la bouche avec les infusions muqueuses, animées d'eau-de-vie camphrée, seront aussi très-convenables. Dans le cas d'ulcères par lésion des dents, il suffira que la langue ne soit plus blessée par elles, soit en faisant l'extraction, ou simplement en les redressant par la lime, et de traiter ensuite les ulcères par les gargarismes.

§. XVII.

Des lèvres et des dents.

LA membrane muqueuse de la bouche formant aussi celle des lèvres, il semblerait que les affections de l'une devraient être communes aux autres, puisqu'il y a contiguité et similitude d'organisation ; néanmoins les aphtes du palais, ceux de la luette sont des symptômes différens de ceux qu'on observe aux lèvres dans les maladies aiguës, les éruptives sans fièvre et dans un bien grand nombre d'autres circonstances qu'il est convenable de remarquer.

Ce ne sera point des maladies de ces parties dont nous nous occuperons, mais seulement des indications qu'elles offrent dans les affections morbifiques que nous avons eu occasion d'examiner; elles se rapportent à la contraction des lèvres, à leur changement de couleur et à leur tremblement, à leur épaisseur maladive, ainsi qu'aux éruptions fébriles et non fébriles, qui les affectent, à leur sécheresse et à leur abreuvement.

Premièrement, le resserrement des lèvres se remarque dans les convulsions des enfans, et est fréquemment le symptôme premier du tétanos; quand la maladie n'est pas poussée jusqu'à cet extrême degré convulsif, il n'en résulte pas moins que la construction des lèvres annonce l'érétisme de la fibre musculaire et une disposition à ce que les accès se renouvellent, d'autant plus qu'on ne peut se promettre la cessation complète de la maladie qu'autant que les lèvres ne sont plus rapprochées que convenablement et libres de tout mouvement. Cette maladie des enfans est regardée par le plus grand nombre des médecins, comme dépendante de la difficulté qu'éprouve l'éruption des dents hors les alvéoles, ou comme la suite d'une irritation de la membrane muqueuse du tube intestinal par la présence des vers;

il est possible que ces causes y contribuent, cependant il semble qu'il en existe une autre très-différente, qui paraît tenir à la contraction des muscles seuls, comme on l'observe dans les enfans des nègres, qu'on a vu roides par le tétanos, où la contraction des lèvres est extrême et ressemblant à des cuirs desséchés, avant même que les dents puissent occasionner aucune douleur et que la formation des vers soit soupçonnée.

Dans les maladies aiguës des adultes, la contraction des lèvres a quelquefois lieu ; alors on remarque que la lèvre inférieure se rapproche de la supérieure, tandis que celle-ci se contracte vers le nez et laisse voir les dents de la mâchoire supérieure ; le muscle carré du menton s'aplatit, et ses fibres sont tendues et roides ; mais si les deux lèvres sont exactement rapprochées, on observe que les zygomatiques sont affectées de divers mouvemens convulsifs. Ces symptômes se remarquent dans les fièvres adynamiques vermineuses, et ne sont pas toujours d'un augure sinistre ; le plus souvent ils précèdent les crises soit alvines ou cutanées(1), et ils ne paraissent que dans l'augment de la maladie.

Le tremblement des lèvres est concomitant avec celui de la langue, et paraît rarement sans lui ; il est de même le symptôme précurseur du délire et des mouvemens convulsifs; dans les affections diaphragmatiques, le ris des malades est une véritable convulsion des nerfs de la cinquième paire et de la portion dure du petit sympathique, qui se distribuent aux lèvres : elle sert à caractériser ce genre de maladie, qui possède en propre ce singulier phénomène.

Dans l'enfance, les mouvemens irréguliers des lèvres présagent les convulsions ; mais chez les adultes, ils sont quelquefois le fruit de l'habitude plutôt qu'une maladie ; ceux qui ont la lèvre inférieure très-grosse et am-

---

(1) Contractum labrum biliosæ alvi perruptionem denunciat. *Hypp. Coac.* 240.

biante, éprouvent dans les accès de froid des intermittentes un tremblement incommode de cette partie, qui dépend de son défaut de fixité, ce qu'il ne faut pas prendre pour un symptôme grave, puisqu'il disparaît après les frissons généraux.

Le changement de couleur des lèvres s'observe fréquemment. Il a lieu dans l'invasion des fièvres, la syncope, l'indigestion, les hémorragies et les infiltrations ; elles sont pour lors décolorées, quelquefois livides, et semblent moins épaisses que dans leur état naturel. Cette pâleur des lèvres, dès l'invasion de ces maladies, prouve jusqu'à quel point la vitalité est affectée et combien la circulation du fluide colorant des membranes est lente, peu abondante et embarrassée. Les lèvres changent aussi de couleur dans beaucoup d'affections aiguës ; elles sont rouges et sèches dans les fièvres angio-téniques, rouges et abreuvées avant les éruptions, noires et recouvertes d'un enduit muqueux dans quelques adynamies, violettes et jaspées dans les apoplexies graves, d'un jaune brun dans l'ictère chronique, d'un jaune pâle chez les sujets affectés de fièvre gastrique, verdâtre dans le scorbut. Tout changement dans la contexture des lèvres, ou dans leur couleur, fait présager une maladie grave, dont l'issue est douteuse (1), soit qu'on approxime de là les désordres qu'elle a produit, ou que l'on examine par similitude cette décomposition des parties externes, jouissant de beaucoup d'expression et de vitalité, avec les ravages occultes qui s'opèrent sur ces parties et qui procurent un semblable résultat.

Les lèvres épaisses et en rebords de vase sont regardées par Malouet comme un symptôme de scrofule. J'ai fait quelqu'attention à cela, et j'ai reconnu que ce n'était pas absolument exact. Le plus grand

---

(1) Si labrum pervertatur, aut corrugetur, aut livescat, aut pallescat, cum alio aliquo signo, mortem in propinquo esse, sciendum est. *Hypp. prænot.* 6.

nombre des scrofuleux que j'aie pu examiner, avaient les lèvres petites; je n'en ai
vu que deux ou trois qui avaient la lèvre inférieure très-retroussée. Il faut donc regarder cette configuration de la lèvre
comme un vice de conformation primor-
dial, sans en tirer aucun indice sur la nature du tempérament. Ce que les lèvres
présentent de plus important, ce sont les
éruptions que la fièvre éphémère détermine
sur elles. Quand il y a eu deux ou trois
accès, et qu'on aperçoit quelques pustules
sur les lèvres, c'est un signe certain de leur
disparution (1). Cependant si ces pustules
ne paraissent pas sur les bords antérieurs,
et que la fièvre se continue avec des ulcères
dans la partie intérieure de la lèvre inférieure, il faut s'attendre à une maladie
grave, et ne point confondre l'espèce de
ces pustules, dont les unes semblent des pa-

____

(1) Cum labra exulcerantur, tunc fere desinunt
febres. *Hypp. Epid. lib. VI.*

pules et paraissent au dehors ; elles désignent la convalescence , tandis que les autres , qui sont situées dans l'intérieur de la bouche , annoncent l'excoriation des membranes muqueuses et l'acrimonie des fluides, qui les abreuvent.

Quant aux éruptions non fébriles, qui s'emparent des lèvres, elles sont ou des éphélides ou des dartres chez les adultes. Les enfans ont la croûte laiteuse, qu'on prend dans certain pays pour une affection grave que l'on traite sous le nom de *rache*, et à laquelle on attribue des métastases imaginaires , tandis qu'elle n'est qu'un symptôme d'une surabondance d'acidité.

Les lèvres deviennent sèches et brûlantes dans les maladies actives, particulièrement chez les jeunes sujets, leur couleur diffère alors de l'état de santé ; souvent elles sont très-rouges vers les alvéoles, tandis que la membrane muqueuse qui se continue avec la peau, est jaune et enduite d'un mucus épais; d'autre fois les lèvres sont traversées par

par de petits vaisseaux engorgés qui leur
impriment une couleur bleue marbrée.

L'humidité de ces parties se remarque
généralement dans le phthialisme mercuriel,
et y occasionne fréquemment des ulcères
entre l'os maxillaire et la partie inférieure de
la lèvre; ils possèdent un caractère distinctif
des autres maladies des lèvres; leurs rebords
sont blanchâtres et festonnent la membrane
ulcérée; leur milieu est toujours plus pro-
fond et leur sensibilité plus considérable que
dans les affections d'un autre genre.

Les lèvres sont humides, chaque fois que
la bouche est beaucoup abreuvée par ses
fluides naturels; ainsi, dans les infiltrations,
elles sont dans le même état que toute la
membrane muqueuse de la bouche, et n'offre
rien digne de remarque.

La sensibilité des lèvres est émoussée par
l'action du froid et par l'usage immodéré
des boissons spiritueuses; dans le premier
cas, leur tissu épidermoïque s'en va en fur-
fur; elles sont pour lors raboteuses, fen-

dues et gercées, mêlées d'un rouge très-vif et d'un blanc grisâtre. Ces excoriations se guérissent par le tems plus doux et les topiques gras adoucissans.

L'ivresse se reconnaît chez beaucoup d'individus, par la difficulté qu'ils éprouvent à parler ; la paralysie momentanée des lèvres en est la cause, et elle démontre combien l'excès du vin peut occasionner d'accidens, en agissant comme puissant stupéfiant du système nerveux.

Il serait superflu d'assigner une méthode thérapeutique, d'après les diverses affections des lèvres dans les maladies ; elle ne serait ni assez sûre, ni assez étendue, pour être de quelque utilité ; d'ailleurs cet article ne peut convenir que pour la symptômatologie, et il a besoin de nouvelles observations pour qu'on en puisse tirer toutes les inductions qu'il pourrait fournir.

Des dents.

L'homme ne naît point avec ses dents ; elles ne lui viennent que successivement.

Dans la matrice, elles ne sont qu'une gélée mucilagineuse, qui, vers l'âge de six à sept mois, prend d'abord la forme cartilagineuse, puis osseuse, perce les gencives l'une après l'autre, d'après un ordre qui est rarement perverti.

Quoique l'éruption des dents soit une chose très-naturelle, et qu'elle s'opère sans inconvénient chez quelques enfans, il n'en est pas moins vrai qu'elle en rend d'autres très-malades, par une dentition fort difficile, c'est-à-dire, qu'elle est longue à s'opérer, qu'elle occasionne de la douleur et un état d'anxiété accompagué des symptômes suivans. Les enfans sont tourmentés par une chaleur extraordinaire et saisis de frayeurs soudaines ; on les voit tressaillir pendant leur sommeil, qui est interrompu par des cris continuels; ils tettent avec plus d'avidité et portent plus souvent leurs mains à la bouche ; pendant ce tems-là, la partie antérieure des mâchoires s'enfle, devient blanche ou rouge; ils rendent une grande quantité de salives; un mucus gluant leur coule sur les joues; ils sont constipés et très-moroses. Ces symptômes augmentent même encore et sont quelquefois suivis de mouvemens convulsifs, d'épilepsie, de contorsions violentes des muscles de la face et d'une fièvre aiguë.

La poussée des dents est souvent funeste à l'enfance, puisqu'elle occasionne un nombre étonnant de symptômes divers. Hyppocrate (1) assure que ceux qui sont atteints de toux, ont beaucoup de peine à supporter l'éruption des dents, et que le ventre libre convient mieux à leur état que la constipation (2). Néanmoins beaucoup d'enfans périssent du dévoiement, en rendant des matières muqueuses vertes, et en prenant

---

(1) Qui cum tussiculâ dentium, tardius dentes producunt; in perpunctione autem magis gracilescunt. *Hypp. de dentitione*, 2, 6.

(2) Quibus in dentitione alvus amplius subducit, minus convelluntur quam quibus parum. *Hypp. de dentit. II. I.*

les convulsions par suite de l'état douloureux de la bouche.

Pour traiter avec avantage les enfans, dont la sortie des dents s'opère avec désordre, il faut d'abord remarquer les époques que la nature assigne pour cette œuvre, promener le doigt sur les gencives, et observer soigneusement l'épaisseur ou l'amincissement de la membrane qu'elles ont à franchir, donner une attention particulière à sa couleur ; si elle est rouge et brûlante, la dent ne sortira pas encore et l'inflammation est aiguë ; au contraire, quand elle est molle, blanche et mince, l'éruption est prochaine, et l'état de l'enfant fort rassurant. Il est plus difficile qu'on ne le présume de traiter ces affections. Tous les moyens pharmaceutiques ne servent à rien pour avancer la sortie des dents ; en vain veut-on ramollir les gencives par les mucilagineux chauds, le sang des animaux, etc. Ces topiques sont promptement rejetés par l'enfant que la moindre chaleur incommode, et qui n'a ni la raison, ni la volonté de les laisser assez de tems pour qu'ils puissent agir comme relâchans ; il vaut mieux avoir recours au régime ; et c'est sur la nourrice qu'il faut employer ce moyen.

Dans le cas de diarrhée de l'enfant, et qu'il soit en même tems affecté de convulsions (1) il ne faut lui donner que de l'infusion de fleurs de tilleul, du sirop de fleurs d'oranger, lui frotter souvent les gencives avec le doigt, et ne permettre à la nourrice que des alimens légers et peu nourrissans, la soumettre aux boissons antiphlogistiques, à l'abstinence du vin, des aromates, du café et des passions vives. Il y a peu d'avantage à se promettre des purgatifs que l'on donne fort inconsidérément aux enfans dans cette circonstance. Que peuvent-ils sur une cause physique non humorale ? Peut-on croire qu'ils avan-

____

(1) Non omnes in dentitione convulsi moriuntur, sed multi etiam servantur. *Hypp. ad Diagnosin.*

ceront la sortie des dents ou qu'ils enleveront les accidens, dont ce défaut d'éruption est cause ? Il est bien plus convenable d'attribuer la douleur, les convulsions et la fièvre à l'inflammation de la membrane muqueuse de la bouche, et de traiter cette maladie comme les phlegmasies en général.

Les premiers accidens de la vie dépendent assez fréquemment de la dentition ; c'est par là que l'homme éprouve d'abord qu'il naît pour souffrir ; les dents ont aussi des maladies en propre, qui sont excessivement douloureuses ; mais comme elles ont un rapport étranger à notre objet, nous ne nous occuperons que des signes qu'elles offrent dans les maladies.

Lorsque, dans les fièvres aiguës, les malades grincent les dents, c'est un symptôme fâcheux ; le délire et la perte de connaissance succèdent à ce premier mouvement, et il survient un trouble général (1). Cet

____

(1) Dentium collisio aut stridor, præter consuetu-

accident arrive tout-à-coup ; le malade, comme transporté hors de lui-même, ressent une anxiété dont il ne rend pas compte ; il se lève, parle avec véhémence, s'emporte contre ceux qui l'entourent, serre les dents avec force, les tient long-tems pressées avec un mouvement convulsif, et tombe peu après dans un délire sourd ou le coma. D'autrefois le grincement des dents est occasionné par des mouvemens convulsifs sans fièvre, et n'a rien de dangereux. Il y a des hommes tellement irrascibles, qu'ils éprouvent cette collision et ce stridulus à chaque accès de colère, ce qui donne une juste idée de leur caractère.

Les dents sont souvent enduites d'un mucus jaunâtre qui se répand sur elles ;

---

dinem a teneris contractam insaniam ae morbum denunciat. Quod si jam deliranti istud accidat, prorsus exitiale est. Quin et dentes ressicari, perniciem denotat. *Hypp Coac.* 235.

dans les maladies actives (1), il s'étend depuis leur milieu jusque sur les alvéoles, la pointe en étant le plus ordinairement exempte ; il ressemble à du vernis par sa ténacité et sa consistance ; ce symptôme annonce une chaleur interne très-intense, avec l'épaississement des fluides de la membrane muqueuse de la bouche ; il réclame les moyens propres à modérer ces effets.

Quelquefois ce mucus se noircit sur les dents, et elles sont entièrement teintes, tant à l'intérieur de la bouche, qu'aux lèvres ; il est vrai que les dents ne deviennent noires qu'après la langue et les lèvres, mais c'est un symptôme qui ajoute beaucoup de gravité aux autres : on rencontre assez souvent les dents ainsi colorées de noir ; ce n'est que dans les adynamies, les ataxies, ou les maladies éruptives les plus graves ;

---

(1) Qui bus in febre ad dentes viscosa circumnascuntur, his febres fiunt vehementiores. *Hypp. Aphor. IV.*

or, toutes les fois que l'on aperçoit ces cruels accidens, il faut employer le quinquina, et porter un pronostic douteux et fâcheux.

Dans les maladies chroniques, les dents ne présentent pas de symptôme qu'on puisse absolument regarder comme patognomoniques, par la raison qu'une disposition à une manière d'être particulière doit être moindre que l'affection vers laquelle se fait cette tendance, et incapable de manifester, par aucun signe, un état qui n'est pas encore décidé.

Un auteur anglais (1) assure que la blancheur et la transparence des dents sont le caractère distinctif de la phthisie pulmonaire, ou du moins qu'elles y disposent éminemment. Je dois avouer ici que, malgré les occasions multipliées où j'ai eu lieu d'observer ce signe chez des phthisiques, je n'ai pu me convaincre encore qu'il leur appar-

―――――――――――――――――――

(1) Simmon' S. on consumption. *London*, p. 13, an 1780.

tienne d'une manière exclusive. J'ai vu particulièrement un officier français qui avait les dents extrêmement blanches et transparentes, avec de belles couleurs et la peau fine, qui mourut phthisique. Néanmoins, dans beaucoup d'autres circonstances, ces malades avaient les dents comme d'autres individus; et je ne crois pas qu'on puisse s'en tenir à un symptôme isolé pour tirer une conséquence aussi absolue.

Les dents décharnées, longues et recouvertes de tartre, annoncent l'usage immodéré des boissons spiritueuses, de la viande salée, ou l'habitation des lieux humides et mal-propres. La chute des dents est particulière au scorbut.

Les douleurs de dents sont un symptôme de grossesse et d'irritabilité nerveuse.

La carie n'est pas un accident qui puisse servir d'indication exacte pour la nature du tempérament; elle est la suite de l'usage des fruits verts, acides, de l'action du froid sur elles (1), de la mastication du sucre, et de l'impression des alimens chauds.

Je termine, en observant qu'il me semble avoir rapporté ce que la question offre de plus important. Sans doute, qu'un jour, des praticiens instruits y ajouteront encore, et donneront à ce travail la perfection qui lui manque.

---

(1) Frigidum dentibus inimicum. *Hypp. Aphor.* 5, 18.

FIN.

TABLE

DES MATIERES.

INTRODUCTION.   Page 1

PARTIE DESCRIPTIVE.

Section Ière. — De la structure de la langue.   10

Section II. — De la membrane muqueuse du canal alimentaire.   20

Section III. — De la membrane muqueuse de l'œsophage.   27

Section IV. — Des fluides de la membrane muqueuse du canal alimentaire.   32

Section V.   40

Section VI. — Du mucus de l'estomac.   42

Section VII. — Du mucus de la membrane interne du tube intestinal.   58

PARTIE PRATIQUE.

Section Ière. — De la conversion morbifique des fluides de la membrane muqueuse du tube intestinal.   64

Section II. — Des maladies du fluide , de l'œsophage.   72

Section III. — Des maladies des fluides de l'estomac.   75

Section IV. — De la conversion morbifique des fluides du tube intestinal abdominal.   Page 66

Section V. — Quels sont les signes diagnostiques et pronostiques, que peut fournir, dans les maladies aiguës et chroniques, l'état de la langue, des lèvres et des dents ? — Quelles conséquences doit-on en tirer dans la pratique ?   114

Paragraphe premier. — De la couleur naturelle de la langue.   116

§. II. — De la couleur blanchâtre de la langue.   *Ibid.*

§. III. — De la couleur jaune de la langue.   121

§. IV. — De la couleur pâle de la langue.   129

§. V. — De la couleur rouge de la langue.   133

§. VI. — De la couleur noire de la langue.   136

§. VII. — De la couleur verdâtre de la langue.   143

§. VIII. — De la sécheresse de la langue.   145

§. IX. — De l'humidité de la langue.   148

§. X. — Du froid de la langue.   151

§. XI. — De la chaleur de la langue.   152

§. XII. — De la progression de la langue.   154

§. XIII. — De la rétrocession de la langue.   155

§. XIV. — Du tremblement de la langue.   160

§. XV. — De l'épaississement de la langue et de son amincissement.   167

§. XVI. — Des sillons, pustules et ulcères de la langue.   178

§. XVII. — Des lèvres et des dents.   185

— Des dents.   194

FIN DE LA TABLE.

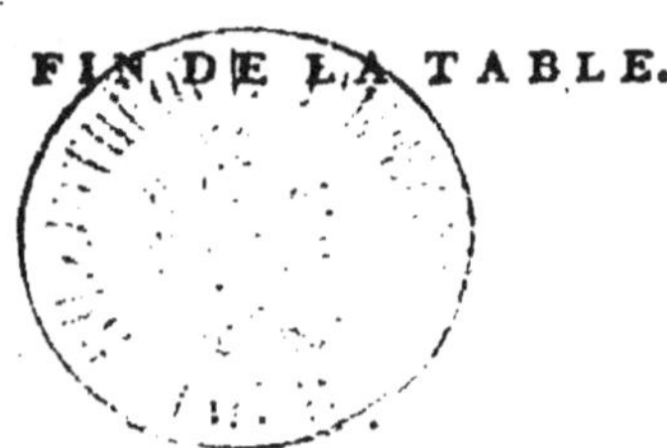

les causes de cette infection que la maladie du premier attaqué, qui était la suite d'un germe de corruption dans ses humeurs.

CHAPITRE XXV.

La Gale.

§. 244. La *gale* est une maladie contagieuse par l'attouchement de la personne ou des habits, mais non point par l'air; ainsi en évitant ces moyens d'infection, on peut être sûr de ne pas la prendre.

» Quoique toutes les parties du corps puissent en être attaquées, la gale se montre d'ordinaire, d'abord aux mains, et principalement entre les doigts. Il parait, au commencement, une ou deux pustules, qui sont remplies d'une espèce d'eau claire, et qui donnent des démangeaisons très-incommodes. Si on perce ces pustules en les grattant, l'eau qui en découle communique le mal aux parties voisine. Dans le commencement, on ne peut guère distinguer la gale, à moins qu'on ne soit bien au fait de ce mal; mais dans son progrès,